BIBLIOTHÈQUE MÉDICALE

PUBLIÉE SOUS LA DIRECTION

DE MM.

J.-M. CHARCOT	**G.-M. DEBOVE**
Professeur à la Faculté de médecine de Paris, membre de l'Institut.	Professeur à la Faculté de médecine de Paris, médecin de l'hôpital Andral.

LES

TUBERCULOSES CUTANÉES

PAR

LE Dr R. DU CASTEL

Médecin de l'hôpital Saint-Louis.

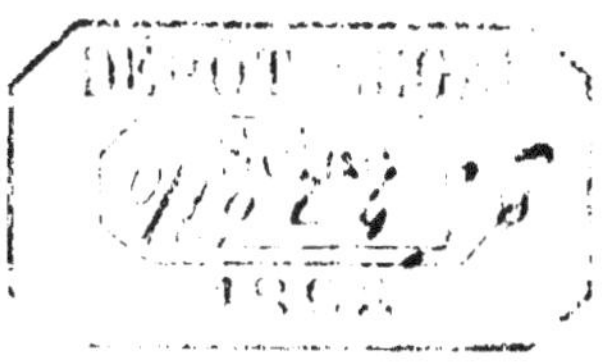

PARIS

RUEFF ET Cie, ÉDITEURS

106, BOULEVARD SAINT-GERMAIN, 106

—

INTRODUCTION

La constitution du groupe des tuberculoses cutanées est de date récente ; elle est le résultat du démembrement de la scrofule. A l'époque relativement peu éloignée (1872) où j'avais l'honneur d'être l'interne de mon savant maître, le docteur Vidal, les lésions tuberculeuses de la peau étaient presque toutes englobées dans l'histoire de ce vaste groupe pathologique qui avait nom scrofule.

Bazin et le professeur Hardy, tous deux encore sur la brèche, et dont l'enseignement différait sur tant de points, étaient d'accord pour reconnaître la nature scrofuleuse des lésions que nous allons étudier : Bazin en faisait figurer le plus grand nombre dans son traité de la scrofule ; elles constituaient les scrofulides malignes du professeur Hardy. De tout temps, les plus éminents des médecins ont éprouvé la nécessité de rapprocher les affections dites scrofuleuses et les lésions tuberculeuses. Vers le milieu de ce siècle, la médecine s'appuyait sur la définition de la tuberculose donnée par Laennec, et sur la loi, érigée en principe par Louis, que nul ne peut être considéré comme tuberculeux s'il n'est manifestement tuberculeux des poumons; c'était, pour ainsi dire, un dogme que la tuberculose, quel que doive être son avenir, débute toujours par le sommet du poumon : ces notions empêchaient nos maîtres de proclamer tuberculeuses un certain nombre de lésions qui leur semblaient réellement de telle nature, auxquelles nous n'hésitons pas aujourd'hui à donner ce qualificatif, et que, par respect pour la loi de Louis, on qualifiait alors de scrofuleuses, uniquement parce qu'elles étaient survenues chez des sujets dont les poumons paraissaient normaux. Cruveilhier avait bien englobé dans un seul chapitre toutes les phlegmasies tuberculeuses ou strumeuses, mais, pour la plupart des médecins, malgré l'autorité de maîtres de la valeur de Cruveilhier, la loi de Louis était là inviolable; à qui était tenté de qualifier de tuberculeuses certaines lésions dites généralement scrofuleuses, la réponse se présentait péremptoire :

« Votre malade n'a point de tuberculose pulmonaire; sa respiration est normale aux sommets des poumons : il ne saurait être tuberculeux ; la lésion que vous nous montrez, malgré ses analogies avec une affection tuberculeuse, n'est qu'une vulgaire scrofule. »

Devant un tel argument, personne n'osait protester, il n'y avait qu'à s'incliner. Peu à peu cependant le doute pénétrait les esprits et le microscope ne continua pas peu à ébranler la croyance générale à l'infaillibilité de la loi de Louis.

Cependant, et malgré que la chose eût été préparée progressivement, quand, il y a quelques années, le mot de tuberculose locale fut prononcé pour la première fois, une pareille association de mots parut aux uns bien hardie, aux autres, téméraire; on pourrait presque dire criminelle à quelques-uns. La tuberculose pourrait-elle donc ne pas être toujours une affection générale! Vouloir la rabattre dans quelques cas à la valeur d'une simple lésion locale, n'était-ce pas une hérésie médicale? Fallait-il abandonner définitivement la loi de Louis? Aujourd'hui il n'est plus douteux pour personne que cette loi souffre un certain nombre d'exceptions : les reins, les organes génitaux, les os, les ganglions, en particulier, peuvent être atteints de tuberculose primitive; celle-ci peut y naître, s'y développer, guérir ou entraîner la mort des malades sans que les poumons aient été touchés. La peau se trouve dans des conditions identiques et peut être atteinte d'affection tuberculeuse en même temps que les poumons ou indépendamment d'eux. Cette atteinte première de la peau est même habituelle et c'est ce qui avait fait méconnaître la nature exacte de certaines lésions à l'époque où la loi de Louis régnait en maîtresse.

On doit au microscope d'avoir contribué pour une grande part à la constitution du groupe des tuberculoses cutanées; cependant les premières recherches histologiques, le règne de la cellule tuberculeuse de Lebert, la définition de la granulation tuberculeuse par Virchow ne firent faire aucun progrès sensible à la question, et, alors que déjà les maîtres en clinique dermagtoloique, M. Vidal, M. Besnier professaient la nature scrofulo-tuberculeuse de certaines affections cutanées, le microscope était encore hésitant.

C'est seulement dans ces dernières années qu'on a vu une histologie de plus en plus exacte apporter successivement de nouveaux arguments à la démonstration de la nature tuberculeuse d'un certain nombre d'affections cutanées et jeter sur la question une lumière que l'histologie, à ses débuts, n'avait même pas permis de pressentir.

La cellule géante, le follicule tuberculeux, découverts, nettement définis par Schüppel, par Köster, par Friedländer deviennent successivement la caractéristique de la tuberculose; ce ne sont assurément pas, à proprement parler, des éléments pathognomoniques de cette affection; ils ne se rencontrent pas exclusivement dans les lésions tuberculeuses, mais ils y sont plus fréquents, plus abondants, habituels, constants. Les observations de Friedländer, Chandelux, Larroque, Vidal, Leloir, démontrent la présence habituelle de ces différents éléments dits tuberculeux dans un certain nombre d'affections cutanées qui sont ainsi reconnues renfermer en elles-mêmes le cachet de la tuberculose.

La découverte du bacille de Koch venait faire franchir à l'histoire de la tuberculose une étape toute nouvelle; une base de démonstration indiscutable nous était fournie; la tuberculose avait un corps, une signature : *le bacille*. Ce bacille se retrouve-t-il dans les lésions de la peau considérées comme tuberculeuses? Les premières recherches, exécutées pour arriver à cette découverte, ne furent pas heureuses; Cohneim, Auspitz, Kiener, Vidal ne purent mettre le bacille en évidence dans des lésions qu'ils considéraient comme nettement tuberculeuses. Mais bientôt les faits positifs se produisent : Pfeiffer, Doutrelepont, Demme, Suchardt et Krause, Cornil et Leloir publient des observations de tuberculose cutanée avec présence de bacilles dans les tissus; la nature vraiment tuberculeuse de ces lésions devient indéniable.

Enfin les affections tuberculeuses de la peau possèdent une propriété requise de toute affection tuberculeuse: c'est l'inoculabilité aux animaux, c'est la propriété de provoquer le développement d'une tuberculose locale et générale, quand on inocule à certains d'entre eux des fragments de tissu tuberculeux.

A ce point de vue, les résultats des premiers essais de démonstration furent peu brillants; les effets des premières inoculations restèrent nuls; ce n'est pas sans tâtonnements qu'on arriva à la démonstration, ce n'est qu'après un certain nombre de tentatives que H. Martin, les professeurs Cornil et Leloir parvinrent enfin à obtenir des résultats positifs et que le dernier de ces expérimentateurs put préciser les détails opératoires propres à faire réussir presque à coup sûr les inoculations.

Dans une affection bien commune de la peau, en particulier, dans le lupus, il est facile de démontrer l'existence de nodules présentant tous les caractères du follicule tuberculeux: dégénérescence caséeuse, cellules géantes, cellules épithéloïdes, bordure de cellules embryonnaires, y sont nettement dessinées. Il est difficile, écrivent les professeurs Cornil et Ranvier, de trouver des tubercules plus typiques et contenant autant de cellules géantes. Mais, pour ceux dans l'esprit desquels la présence d'un élément non pathognomonique, comme la cellule géante ou le follicule tuberculeux, pourrait laisser quelque doute dans l'esprit, la découverte du bacille de Koch est venue lever les derniers doutes.

Aujourd'hui, grâce aux recherches que nous venons de signaler rapidement et sur lesquelles nous aurons occasion de revenir, il existe tout un groupe d'affections cutanées présentant tous les caractères requis par la science moderne pour être proclamées tuberculeuses ; c'est ce groupe d'affections que nous allons passer en revue. Nous verrons que la tuberculose ne se comporte pas différemment dans les viscères et sur la peau et que l'on retrouve au niveau de cette dernière la même série de lésions que Laennec a décrite dans les poumons et dont ses successeurs n'ont fait qu'étudier plus à fond les détails, mieux préciser la nature.

Laennec avait établi que, dans le poumon, le tubercule se rencontre sous forme de corps isolés ou d'infiltrations, chacune de ces formes présentant plusieurs variétés qui tiennent principalement à leurs divers degrés de développement. « Les *tubercules isolés* présentent, d'après l'immortel auteur du traité d'auscultation médiate, quatre variétés : tubercules miliaires, tubercules crus, granulations tuberculeuses, tubercules enkystés. L'infiltration tuberculeuse présente également trois variétés : infiltration tuberculeuse informe, infiltration tuberculeuse grise, infiltration tuberculeuse jaune. »

Dans la peau nous allons retrouver les différentes lésions tuberculeuses décrites par Laennec, nous allons pouvoir les suivre pas à pas ; nous allons voir sur le vivant, et plus exactement que dans les organes, les réactions qui se produisent dans les tissus autour des nodules tuberculeux ; nous allons pouvoir étudier les transformations de la granulation grise et de la granulation jaune ; des infiltrations tuberculeuses ; nous allons suivre la tuberculose tantôt procédant d'une allure lente et essentiellement chronique, tantôt précipitant son allure et produisant des destructions rapides et considérables ; nous la verrons revêtant ici ses tendances destructives et ulcéreuses, là ses tendances organisatrices et fibrogènes, assez souvent aboutissant à la production d'un tissu colloïde.

Nous allons avoir à passer en revue toute une série d'affections où nous rencontrerons isolés ou associés

> La granulation :
> L'érythème :
> L'infiltration colloïde :
> Les processus végétants et l'atrophie ;
> L'ulcération dégénératrice caséeuse :
> La suppuration et la sclérose ;
> L'hyperplasie éléphantiasique.

De là des assemblages fort dissemblables, dont la parenté ne se révèle pas au premier abord ; mais leur coexistence dans un certain nombre de cas, leur succession dans d'autres avaient depuis longtemps fait supposer une identité de nature que la présence du bacille, l'inoculabilité des lésions sont venues confirmer dans ces dernières années.

Nous trouverons sur notre route un certain nombre de types aujourd'hui universellement ou presque universellement reconnus d'origine tuberculeuse ; d'autres, dont la nature tuberculeuse ne saurait faire doute pour les uns et est fortement discutée par les autres. Étudions d'abord les différentes modalités isolément ; nous jetterons ensuite un coup d'œil d'ensemble sur la tuberculose cutanée ; nous terminerons par l'exposé des différents traitements applicables et, à l'heure qu'il est, en vogue.

Nous commencerons par étudier la tuberculose inoculée accidentelle, primitive ; cette affection nous fournira une étude pour ainsi dire expérimentale de la maladie à l'état de plus grande simplicité et d'isolement ; nous verrons ensuite :

Les lupus ;

Les ulcérations tuberculeuses des sujets atteints de tuberculoses viscérales ;

Les gommes scrofulo-tuberculeuses ;

Les infections secondaires susceptibles de se produire autour des foyers de tuberculose cutanée.

CHAPITRE PREMIER

TUBERCULOSES INOCULÉES ACCIDENTELLES.

TUBERCULE ANATOMIQUE. — LUPUS SCLÉREUX DE VIDAL.

TUBERCULOSE VERRUQUEUSE DE RIEHL ET PALTAUF.

L'inoculabilité de la tuberculose est depuis longtemps admise puisque, dès les siècles derniers, Valsalva et Morgagni évitaient de pratiquer l'autopsie des sujets morts phtisiques dans la crainte de s'inoculer la maladie. Ce que les maîtres des siècles derniers redoutaient surtout, c'était de s'inoculer une maladie générale infectieuse, dont la tuberculose pulmonaire était la conséquence, la manifestation la plus ordinaire ; la possibilité, la crainte d'accidents locaux, cutanés, consécutifs aux inoculations de matière tuberculeuse ne semble pas avoir préoccupé particulièrement nos devanciers. Il faut arriver à Laennec pour voir la première description d'accidents cutanés consécutifs à une inoculation de matière tuberculeuse ; la marche de ces accidents est exposée avec la netteté, la simplicité de description qu'apporte à ses observations l'auteur de l'auscultation médiate :

« Il y a environ vingt ans, en examinant des vertèbres dans lesquelles s'étaient développées des tubercules, un coup de scie m'effleura légèrement l'index de la main gauche. Je ne fis d'abord aucune attention à cette égratignure. Le lendemain un peu d'érythème s'y manifesta : il s'y forma peu à peu, presque sans douleur, une petite tumeur oblongue qui, au bout de huit jours, avait acquis la grosseur d'un gros noyau de cerise et paraissait située dans l'épaisseur de la peau. A cette époque, l'épiderme se fendit sur la tumeur au lieu même où avait passé la scie et laissa apercevoir un petit corps jaunâtre ferme et tout à fait semblable à un tubercule jaune cru. Je le cautérisai avec l'hydrochlorate d'antimoine déliquescent (beurre d'antimoine). Je n'éprouvai presque aucune douleur et, au bout de quelques minutes, lorsque le sel eut pénétré la totalité de la tumeur, je la détachai en entier par une pression légère. L'action du caustique l'avait ramollie et rendue de consistance friable. La place, qu'elle avait occupée, formait une espèce de petit kyste dont les parois étaient gris de perle, légèrement demi-transparentes et sans aucune rougeur. Je la cautérisai de nouveau ; la cicatrice se fit promptement et je n'ai jamais senti aucune suite de cet accident. »

Vingt ans après, l'auteur du traité de l'auscultation médiate mourait tuberculeux : Existait-il quelque relation causale entre sa phtisie pulmonaire et cette piqûre anatomique dont il nous a décrit les effets locaux d'une façon si précise ? Il est impossible de le nier ou de l'affirmer, nul argument irréfutable n'existe en faveur de l'une ou l'autre opinion.

C'est seulement dans ces dernières années que les accidents cutanés, provoqués du côté de la peau par l'inoculation de la matière tuberculeuse, semblent enfin avoir été appréciés à leur juste valeur. Depuis plusieurs années déjà, mon savant maître, M. Vidal, et M. Besnier

enseignaient à l'hôpital Saint-Louis que le tubercule
anatomique est le résultat d'une inoculation de matière
tuberculeuse ; mais la doctrine de ces éminents observateurs était loin d'être encore généralement répandue
et classique, elle n'était parvenue qu'à quelques oreilles
favorisées, quand la communication du professeur
Verneuil à l'Académie de médecine, en 1884, vint
attirer l'attention sur les relations qui unissent le tubercule anatomique à l'inoculation tuberculeuse et provoqua sur ce sujet une série de communications, qui
ont apporté une bonne part de lumière à la question.

Les manifestations tuberculeuses qui surviennent à la
suite d'une inoculation accidentelle ont été observées
dans des conditions quelque peu différentes ; tantôt
c'est dans un contact immédiat avec un sujet tuberculeux que l'affection est contractée ; tantôt le virus,
transporté à distance par les sécrétions provenant du
malade ou par des appareils employés à son service, a
été inoculé d'une façon médiate et parfois difficile à
déterminer. Un médecin, en pratiquant l'autopsie d'un
sujet tuberculeux, se fait une écorchure au doigt au
contact d'une des côtes, et voit un tubercule anatomique se développer au point blessé ; une personne
occupée à soigner un malade atteint de phtisie pulmonaire, se blesse au doigt avec le crachoir du malade, et
bientôt au niveau de la plaie une tuberculose cutanée
se manifeste ; un sujet bien portant, habitué à nettoyer
les crachoirs et les mouchoirs de sa femme parvenue à
une période avancée de la phtisie pulmonaire, se blesse
au doigt avec une épine de ronce et voit apparaître au
niveau de cette plaie une lésion aux aspects de tuberculose verruqueuse et démontrée tuberculeuse par
l'examen histologique ; une femme bien portante est,

en jouant, mordue au pouce par son mari tuberculeux ; un tubercule anatomique se développe à ce niveau. C'est une histoire connue de tous que celle de ce rabbin, atteint de phtisie pulmonaire, qui provoqua l'apparition d'une tuberculose du gland chez une série d'enfants à qui il avait pratiqué la circoncision et exercé la succion de la plaie selon le rythme judaïque.

La connaissance du mode habituel d'inoculation de la tuberculose cutanée fait comprendre pourquoi les personnes chez qui cette tuberculose cutanée s'observe le plus ordinairement, sont celles que leur profession met en relation fréquente avec les malades ou les cadavres : infirmiers soignant des phtisiques, personnes occupées à laver leurs crachoirs ou leurs linges, garçons d'amphithéâtre, médecins pratiquant des autopsies, etc., etc.

Des occasions d'inoculation plus rares peuvent intervenir encore assez fréquemment : injection hypodermique avec une seringue de Pravaz ayant servi à un sujet tuberculeux, greffes épidermiques provenant d'un membre amputé pour une tumeur blanche, tatouage opéré chez un phtisique dont la plaie est lavée avec la salive du malade, vaccination (BESNIER).

L'inoculation peut se faire immédiatement par l'instrument qui porte le virus, plaie produite par un crachoir brisé, piqûre survenue au cours d'une autopsie, ou bien le virus est déposé accidentellement à la surface d'une plaie préexistante, personnes lavant les mouchoirs de malades phtisiques : cette plaie n'est du reste pas nécessairement une plaie volumineuse puisque, dans un certain nombre de cas (MERKLEN, RAYMOND) son existence a été plutôt supposée que constatée. Czerny, Wahl, Middeldorph ont publié des observations dans lesquelles la porte d'entrée de la tuberculose aurait été une brûlure, un eczéma, une plaie articulaire du genou ; mais leurs observations prêtent à discussion.

Il est aujourd'hui difficile de dire dans quelles limites l'affaiblissement vital du sujet inoculé prépare et facilite le succès de l'inoculation, jusqu'à quel point les cachexies, l'alcoolisme, le surmenage peuvent créer un terrain plus favorable pour la réussite de l'inoculation ; ou si leur influence ne se fait seulement sentir que pour décider de la gravité plus ou moins grande de la marche ultérieure de la maladie déclarée. Certains sujets paraissent posséder un pouvoir infectieux tout particulier ; tel était celui au contact duquel Maisonneuve et le professeur Verneuil, qui l'aidait dans une épreuve de médecine opératoire, contractèrent tous deux un tubercule anatomique.

La main est le siège habituel des inoculations tuberculeuses ; les doigts, le pouce et l'index en particulier en sont le siège de prédilection : cette prédilection s'explique par l'état habituellement découvert de ces parties, par leur contact fréquent avec une série d'objets capables d'occasionner l'inoculation tuberculeuse ; mais l'inoculation peut se faire en d'autres régions, au bras par exemple, comme je l'observais ces jours derniers. chez une jeune femme qui, après avoir soigné son mari phtisique, avait été prise de tuberculose des deux avant-bras et de lymphangites gommeuses. Beaucoup plus rare paraît être l'inoculation à la face : cependant je traite en ce moment une malade qui a vu se développer un lupus de la joue autour du point où elle avait été blessée par le collier d'un chien en jouant avec lui : j'avoue ne pas saisir exactement par quelle influence la blessure a pu jouer ici un rôle provocateur, d'autant plus que le chien est encore absolument sain plusieurs mois après le début des accidents.

A la suite de l'inoculation tuberculeuse, la plaie, qui a servi de porte d'entrée au virus, peut se cicatriser dans les conditions normales ou persister sans se fermer avec les aspects d'une plaie simple; c'est seulement plusieurs jours après l'inoculation que les modifications anormales font leur apparition; dans quelques faits à marche rapide, ces modifications ont pu devenir appréciables dès le quatrième jour; ailleurs, elles se sont fait attendre deux mois; le plus souvent c'est après 8, 10, 15 jours qu'elles ont été relevées. C'est habituellement sous une des formes décrites sous les noms de tubercule anatomique, de lupus scléreux (VIDAL et LELOIR), de tuberculose verruqueuse (RIEHL et PALTAUF), plus rarement sous la forme d'une ulcération véritable, que la maladie se manifeste : étudions ces différentes formes.

TUBERCULE ANATOMIQUE

Le mode de développement du tubercule anatomique, ses complications les plus graves ont été suivis pas à pas chez le malade du professeur Verneuil.

Un étudiant en médecine se pique en faisant une autopsie; quatre ou cinq jours après, il ressent une petite douleur au niveau de la racine de l'ongle de l'annulaire droit. Immédiatement, il aperçoit au point malade une petite papule non inflammatoire, au sommet de laquelle apparaît, quelques jours après, un petit point blanchâtre, qui s'ouvre et donne lieu à l'écoulement d'une petite gouttelette de pus, sans amener la disparition de la douleur intolérable ressentie par le malade.

L'écoulement du pus continua pendant environ un mois, et cela malgré l'application de topiques divers. A ce moment-là, la papule prit l'aspect de certains tubercules anatomiques, puis elle s'accrut sans relâche pendant trois ans. Son mode d'accroissement fut invariablement le suivant : au voisinage de la partie malade, apparaissait un petit point blanc qui suppurait, s'agrandissait, prenait l'aspect d'un petit papillome et finalement se réunissait à la masse principale. (Académie de médecine. Janv. 1884.)

Voici dans quels termes le docteur Merklen expose le développement du tubercule anatomique chez sa malade :

Deux mois après la mort de son mari elle s'aperçut de petits boutons rouges et douloureux, siégeant à la face dorsale du médius droit et à la racine de l'index gauche. Après avoir suppuré, ces boutons se recouvrirent de croûte et parurent se dessécher; mais, en réalité, ils ne guérirent pas et à leur niveau se développèrent des placards légèrement verruqueux, saignant et devenant douloureux sous l'influence des frottements et des chocs. (*Société médicale des hôpitaux de Paris*. Juin 1885.)

Le début habituel du tubercule se fait par l'apparition d'une petite papule rougeâtre, au centre de laquelle se montre un point blanc qui se ramollit, s'ulcère, laisse écouler un pus mal lié et séreux, enfin se recouvre d'une petite croûte jaunâtre. Il est de règle de voir se développer autour de ce premier bouton une série d'autres boutons semblables, qui se réunissent en grandissant et finissent par constituer une lésion d'étendue proportionnée au nombre des follicules qui la composent.

Dans quelques cas, le début se fait par des phénomènes d'inflammation plus intenses; un véritable abcès, un panaris, succède à l'inoculation, ou bien la

plaie, qu'elle a produit, suppure abondamment, s'étend
en s'ulcérant et se recouvre d'une croûte grisâtre.

A l'état de complet développement, le tubercule anatomique est constitué par une infiltration verruqueuse
de la peau, de couleur rouge livide, dont la surface est
recouverte de masses cornées dures, divisées en nombreux segments. La forme est irrégulière, le développement excessivement lent, les lésions peuvent atteindre
la grandeur d'une pièce d'un franc; ordinairement c'est
par suite de la confluence d'un certain nombre de
groupes qu'elles arrivent à atteindre de telles dimensions.

Dans le tubercule anatomique, arrivé à son complet
développement, l'allure des accidents est variable; dans
la plupart des cas, l'état est pour ainsi dire stationnaire
et l'affection paraît immobilisée; les modifications sont
à peine appréciables; dans d'autres, les phénomènes
d'activité sont beaucoup plus accusés; fréquemment
on voit se reproduire, dans un point ou l'autre de la
lésion, de petits abcès analogues aux abcès initiaux.

En un mot, comme l'écrit mon maître, M. Vidal,

« Le tubercule anatomique se développe sur la main
de ceux qui se piquent en pratiquant l'autopsie de
sujets morts de tuberculose.

« Il y a d'abord inoculation par piqûre anatomique,
puis une petite ulcération qui persiste pendant un certain temps, devient peu à peu papillomateuse, ensuite
reste stationnaire et s'agrandit lentement tout en conservant sur toute son étendue un aspect verruqueux. »

Examinée histologiquement, cette petite masse verruqueuse présente les caractères que nous allons
retrouver dans le lupus scléreux et la tuberculose verruqueuse : développement excessif de la couche

épithéliale, tendance à la sclérose, abondance des cellules géantes et des follicules tuberculeux, et il est possible dans un certain nombre de cas d'y démontrer la présence du bacille de Koch (SANGUINETTI, BAWEN).

Le tubercule anatomique peut guérir spontanément après un plus ou moins grand nombre d'années.

LUPUS SCLÉREUX (E. VIDAL).

Le lupus scléreux primitif débute sous la forme de taches rougeâtres qui s'agrandissent et proéminent bientôt en petites saillies tuberculeuses dures, circonscrites, d'un rouge foncé ou même violacé; puis ces plaques s'étendent; les éléments du derme et de l'épiderme subissent une hypertrophie exagérée et forment des saillies mamelonnées, rugueuses, inégales, hérissées en certains points d'excroissances verruqueuses, papillomateuses, d'apparence cornée, parcourues par des sillons et des fissures. Ces fissures peuvent même devenir de véritables ulcérations, fournissant une sérosité purulente. Aussi quand on presse ces productions morbides entre les doigts, on peut faire sourdre du pus des parties profondes. Au bout d'un certain temps, les points primitivement atteints tendent vers la régression, de telle sorte qu'il se forme, au centre même des plaques, une cicatrice qui s'étend progressivement vers la périphérie en suivant la production lupique dans sa marche serpigineuse et extensive; ce processus cicatriciel peut quelquefois envahir en un point les bords de la plaque et donner ainsi à la lésion l'aspect d'un fer à cheval; dans les cas exceptionnels de guérison spontanée, les saillies verruqueuses et mamelonnées s'affaissent, puis disparaissent; il ne reste qu'une plaque de tissu scléreux au milieu de laquelle on voit parfois, dans un temps plus ou moins éloigné, récidiver des tubercules.

Le lupus scléreux occupe surtout les extrémités, doigts, orteils, mains, pieds ; on l'a vu aux avant-bras, aux cuisses, aux fesses, à la face.

La marche est essentiellement chronique ; la lésion se développe lentement, s'étendant par les bords, serpigineuse, guérissant spontanément au centre : elle n'a pas de tendance à revêtir les formes aiguës, ni celle du lupus vorax ; elle dure pendant de longues années, quelquefois pendant toute la vie.

Histologiquement le lupus scléreux présente trois couches superposées :

1º Une couche superficielle papillomateuse simulant l'épithélioma et constituée par des productions épidermiques exubérantes ;

2º Une couche moyenne de tissus scléreux ;

3º Une couche profonde dans laquelle on retrouve des tubercules de lupus avec tous leurs caractères histologiques.

L'îlot lupeux est envahi par une transformation fibreuse qui, progressant de la périphérie vers les parties centrales, amène la disparition rapide de toute structure embryonnaire.

Les vaisseaux des plaques lupeuses présentent une grande tendance à la sclérose de leurs parois.

Il existe une seconde forme de lupus scléreux dans laquelle les tubercules, au lieu d'occuper la profondeur, sont superficiels, sous-épidermiques ; ces nodules lupiques sont pour la plupart très petits, miliaires, d'un rouge assez vif, fort rapprochés les uns des autres : ils reposent sur une couche de tissu fibreux, formant parfois une sorte de gâteau très dur de plusieurs millimètres d'épaisseur et intéressant alors toute la hauteur du derme et même le tissu cellulaire sous-cutané, de telle sorte qu'il est, dans quelques cas, nécessaire de scarifier jusqu'à près de un centimètre de profondeur pour atteindre les limites de la néoplasie.

Il y aurait donc deux formes de lupus scléreux :

1° L'une dans laquelle les îlots et l'infiltration de néoplasie lupeuse étant dans la profondeur, la transformation fibreuse s'étend des parties profondes vers la superficie de la peau où elle vient former les tubercules indurés et papillomateux de la variété primitive ;

2° L'autre dans laquelle la couche la plus extérieure étant formée par les nodules du lupus tuberculeux, la transformation fibreuse suit une marche inverse et s'étend de la superficie vers les couches les plus profondes du derme.

Le lupus scléreux s'observe presque toujours chez des sujets scrofuleux, comme l'avait remarqué Hardy : il peut débuter à tous les âges, mais commence le plus souvent pendant l'enfance ou l'adolescence ; les hommes y sont plus prédisposés que les femmes, contrairement à ce qui s'observe dans les autres formes du lupus.

Le professeur Leloir apprécie dans ces termes la structure histologique du lupus scléreux dont nous venons d'indiquer les caractères cliniques d'après la description donnée par M. Vidal.

De cette description anatomo-pathologique l'on peut conclure à la nature tuberculeuse de l'affection et cette conclusion est corroborée par l'existence constamment signalée dans le tissu de granulation des bacilles de la tuberculose ; d'autre part la suppuration concomitante parait liée à la présence d'une forme particulière de microbe. Les bacilles se trouvent dans les cellules rondes épithéloïdes et géantes, rarement dans leur intervalle. Dans un cas les auteurs ont vu de 5 à 20 bacilles sur des coupes d'une petite masse caséeuse encapsulée dans de l'épithélium corné. Les bacilles étaient d'ailleurs plus ou moins nombreux suivant le cas.

En comparant l'anatomie pathologique de cette variété de tuberculose de la peau avec le lupus et le scrofuloderme, on voit qu'elle en diffère par sa localisation dans les couches les plus superficielles du tégument, alors que le lupus envahit toute l'épaisseur de la peau et souvent l'hypoderme ; d'autre part, elle se différencie encore par les petits abcès miliaires qui jamais n'aboutissent à l'ulcération comme les tubercules du lupus papillomateux qui présente, comme la tuberculose verruqueuse, des excroissances, mais, dans le lupus, les verrucosités sont le résultat d'un développement irrégulier du tissu de granulation et d'une perturbation du travail cicatriciel qui suit l'ulcération des tubercules ; dans la tuberculose verruqueuse, les papillomes sont primitifs, se développent avec les tubercules, sans qu'il y ait eu ulcération : enfin l'affection guérit par cicatrice, sans récidive. D'autres caractères différentiels peuvent être tirés du grand nombre de cellules géantes et de la production exagérée de couches cornées.

Au point de vue bactériologique, la tuberculose verruqueuse est intermédiaire entre la tuberculose miliaire, où les bacilles sont très abondants et le lupus, où souvent on n'en trouve qu'un seul toujours inclus dans une cellule géante, et cela en examinant un grand nombre de coupes. Cela correspond d'ailleurs à la marche de la maladie très lente dans le lupus, subaiguë dans la tuberculose verruqueuse, très rapidement ulcéreuse dans la tuberculose miliaire.

Voici une observation type de lupus scléreux recueillie par le docteur Raymond dans le service de M. Vidal :

Un malade, qui avait l'habitude de nettoyer les crachoirs de sa femme atteinte de tuberculose avancée, de frotter les mouchoirs remplis de crachats desséchés, se piqua avec une épine de ronce ; la petite plaie ne présenta aucune tendance à la cicatrisation. Au bout de quinze jours, elle se recouvrait d'une petite excoriation qui s'agrandit peu à peu, se recouvrit d'une croûte noire d'abord, grise ensuite, au-dessus de laquelle le malade faisait sourdre du pus par pression. L'ulcération s'agrandit progressivement par la formation à son pourtour de petites masses purulentes, qui se réunissaient bientôt à l'ulcération primitive.

Au moment où le malade entra dans le service de M. Vidal, on trouvait sur la face dorsale de la main gauche, au-devant des troisième, quatrième et cinquième métacarpiens, une plaque arrondie, rouge, érythémateuse, un peu plus grande qu'une pièce de cinq francs. A la partie médiane de cette plaque, croûtes sèches saillantes, sur une étendue de 4 centimètres environ. Au-dessus de ces croûtes se trouve du pus : a la périphérie, on voit une zone inflammatoire d'un rouge vif disparaissant à la pression et qui est recouverte de lamelles épidermiques foliacées très fines. Cette zone entoure d'une façon assez régulière la partie centrale croûteuse gris brunâtre et atteint environ 2 centimètres de rayon.

La lésion n'est aucunement douloureuse ni spontanément, ni à la pression ; par moment cependant, le malade y ressentirait quelques légères démangeaisons ; mais il n'en est pas gêné et ne s'inquiète que de son accroissement.

Pas trace de lymphangite à l'avant-bras : deux ganglions sus-épitrochléens engorgés, durs, roulant sous le doigt et quelque peu douloureux.

Bon état général ; viscères absolument sains ; aucun signe de tuberculose pulmonaire ou autre.

Sous la croûte, ulcération à surface papillomateuse grenue donnant issue à du pus qui sort à la pression comme à travers les orifices d'une écumoire.

L'examen histologique d'un des fragments enlevés donne le résultat suivant :

L'épiderme est resté entièrement sain, le corps muqueux de Malpighi est indemne. Il est intéressant de faire remarquer qu'il a fait en quelque sorte office de barrière, la prolifération cellulaire qui a envahi les papilles du derme n'a pas dépassé la couche des cellules cylindriques de l'épiderme qui sont restées normales. Cependant l'épaisseur du stratum granulosum est plus considérable qu'à l'état normal et l'on constate aussi un développement exagéré de la couche cornée de l'épiderme. C'est dans l'épaisseur du derme que l'on trouve les principales lésions.

On voit d'abord une prolifération nucléaire des plus abondantes qui a manifestement débuté par la périphérie des vaisseaux. La plupart des artérioles présentent des traces de périartérité, quelques-unes d'entre elles sont oblitérées. Grand nombre de cellules géantes disséminées dans toute la préparation. Les noyaux ont envahi successivement l'épaisseur du derme, les papilles en sont infiltrées, mais, dans ces papilles comme dans les couches les plus superficielles du derme, on constate beaucoup moins de cellules que dans les couches moyennes. C'est au niveau de celles-ci que le processus de néoformation a acquis son maximum de développement.

Les papilles du derme sont élargies. Les poils paraissent normaux. L'infiltration nucléaire se propage jusque sous le halo inflammatoire qui entoure l'ulcération, la prolifération cellulaire diminuant d'intensité à mesure qu'on approche de la périphérie. Mais la peau qui paraissait saine autour de la lésion présente également des traces de prolifération conjonctive toujours au niveau des couches moyennes du derme.

La recherche des bacilles par le procédé d'Ehrlich a porté sur douze coupes, mais sans résultat positif. (*France médicale*. Août 1886.)

Voici quelles étaient les lésions anatomiques chez un autre malade examiné aussi par le docteur Raymond :

On trouve à peu près les mêmes lésions que dans l'observation précédente, augmentation de l'épaisseur de la couche cornée de l'épiderme et du stratum granulosum. Les autres couches de l'épiderme sont saines.

Les papilles du derme sont très élargies, comme terminées en massue et remplies de cellules embryonnaires; elles sont beaucoup plus malades que dans le cas relaté ci-dessus. Les prolongements interpapillaires de l'épiderme sont plus volumineux et descendent beaucoup plus bas que

normalement dans la profondeur du derme. Mêmes altéra
tions des couches moyennes du derme. Début de néoplasie
autour des vaisseaux. Outre la périartérité, on trouve de
l'endartérite à plusieurs degrés.

En recherchant les bacilles par le procédé d'Ehrlich, on
en trouve dans trois préparations sur dix. Ils sont disséminés
au milieu des cellules de nouvelle formation du derme
et ils y paraissent en petit nombre.

TUBERCULOSE VERRUQUEUSE.

— MM. Riehl et Paltauf ont publié, en 1886, dans
le *Vierteljahresschrift für Dermatologie und Syphilis*,
1er fascicule, sous le nom de tuberculose verruqueuse
de la peau, forme non encore décrite de tuberculose
cutanée, une lésion qui ne paraît être autre que le lupus
scléreux de Vidal et Leloir. Le docteur Merklen a donné
un résumé détaillé du travail des auteurs allemands
dans les *Annales de dermatologie et de syphiligraphie*,
mars 1886.

La tuberculose verruqueuse de la peau se développe
habituellement sur la face dorsale des mains et des
doigts ou dans l'interstice de ces derniers, plus rarement à la paume des mains ou dans les régions avoisi-
nantes des poignets. A première vue, elle fait penser
au lupus verruqueux ou à des verrues irritées ou
enflammées. Elle se présente sous forme de placards,
de dimensions variables, depuis celle d'un pois jusqu'à
celle d'un thaler, arrondis, circinés ou ovales, ou bien
encore serpigineux, quand ils résultent de la confluence
de plusieurs plaques primitives. L'extension d'un
placard se fait toujours par le développement de lésions
nouvelles à sa périphérie, alors que sa partie centrale
représente l'altération à son degré le plus avancé ou
déjà en rétrocession.

A la périphérie existe un liséré érythémateux disparaissant sous la pression du doigt, sans saillie bien appréciable; à ce niveau, la peau est lisse, quelquefois brillante; les orifices glandulaires sont nettement distincts.

Au dedans de la zone érythémateuse, on remarque de petites pustules très superficielles ou bien des croûtelles arrondies et des squames, vestige des pustules. Ici la peau est d'un brun livide et reste jaunâtre sous la pression du doigt; elle est le siège d'une légère infiltration.

Une troisième zone, zone centrale, se caractérise par la saillie qu'elle fait au-dessus de la peau normale qu'elle dépasse de 2 à 5 millimètres; sa surface est irrégulière, formée d'excroissances papillomateuses d'autant plus proéminentes qu'on se rapproche davantage du centre de la lésion; à ce niveau, elles ont quelquefois plus d'un demi-centimètre, près d'un centimètre de hauteur. Ces papilles sont recouvertes de croûtes formées par des lamelles d'épithélium corné. Les intervalles des papillomes renferment des rhagades, des érosions, des pustules; et la pression fait sourdre comme d'une écumoire de petites gouttelettes de pus. A ce niveau, les orifices glandulaires et les follicules pileux ne sont plus perceptibles. A peine retrouve-t-on de loin en loin un poil lanugineux qui se laisse facilement arracher.

A un moment donné, les phénomènes de la rétrocession se produisent dans les régions les plus anciennement atteintes; les croûtes s'amincissent et se détachent; les petits abcès interpapillaires cessent de se produire; les excroissances papillaires s'amincissent, s'affaissent, et finalement disparaissent laissant à la place qu'occupait la lésion une cicatrice squameuse, mince, superficielle, remarquable par son aspect criblé ou réticulé. Le réticulum tranche, par sa teinte blanche, sur le fond violacé de la cicatrice.

La tuberculose verruqueuse, de la peau n'offre guère de phénomènes subjectifs ; on constate cependant une excessive sensibilité à la pression quelquefois même au contact.

Riehl et Paltauf n'ont pas constaté de phénomènes de généralisation de l'affection ; celle-ci est toujours restée locale : dans un seul cas, à la suite d'une cautérisation, il s'est produit de la tuméfaction des ganglions axillaires.

L'affection s'est observée en général chez des gens vigoureux, dans la force de l'âge, que leurs occupations mettaient dans un contact habituel avec les animaux domestiques ou les substances animales : cuisinières, bouchers, cochers, etc.

La durée est longue, multiannuelle. L'accroissement des plaques se fait d'une façon intermittente, irrégulière, quelquefois seulement sur une partie du pourtour de la plaque, d'où la production de contours serpigineux.

Le plus ordinairement il n'y a qu'un petit nombre de placards, voire même qu'un seul placard ; un malade, qui succomba à une maladie de Bright, en portait de multiples sur le dos de la main, les phalanges, le poignet, l'avant-bras.

Ce n'est qu'un à deux mois après le début de l'affection que les formations papillaires se produisent.

On n'a jusqu'à présent jamais observé d'infection générale à la suite de la tuberculose verruqueuse et cependant ce fait que des bacilles se rencontrent non seulement dans les cellules géantes, mais encore dans les cellules embryonnaires, voire même en liberté ; ce fait, dis-je, semble offrir les conditions les plus favorables à la dissémination des lésions.

La tuberculose verruqueuse guérit spontanément sur place, mais la récidive est constante dans le voisinage en l'absence de traitement.

Voici les lésions constatées par Riehl et Paltauf dans la tuberculose verruqueuse.

La couche cornée présente une épaisseur exagérée, se compose d'une série de lamelles irrégulières, qui rappellent sur les sommets la disposition observée dans l'ichthyose hystrix ; à la base des papillomes, on observe des dépressions remplies d'épithélium corné. Le stratum lucidum et le stratum granulosum ne sont que peu modifiés ; le stratum granulosum fait quelquefois défaut. La couche des cellules épineuses est augmentée. Le membrane basale est normale, excepté au niveau des points abcédés.

L'altération principale siège dans les couches les plus superficielles de la peau, spécialement dans les papilles. Celles-ci sont augmentées de volume dans tous les sens et recouvertes d'une épaisse couche cornée. Le stratum vasculosum sous-papillaire est infiltré de cellules embryonnaires ; cette infiltration s'étend plus en largeur qu'en épaisseur, empiète sur le corps papillaire, mais n'atteint qu'exceptionnellement le niveau des glandes sudoripares. Au voisinage de cette infiltration, on trouve des signes d'inflammation subaiguë, des cellules plus nombreuses qu'à l'état normal et des capillaires de nouvelle formation.

Sur certains points, nodosités typiques constituées à leur périphérie par des cellules embryonnaires très serrées, au milieu desquelles on voit la lumière de capillaires dont les parois renferment de nombreux noyaux. Plus au centre, cellules épithéloïdes constituant parfois toute la partie centrale d'une nodosité, mais plus souvent entremêlées de quelques cellules géantes. La plupart des nodosités ont un centre caséeux et les cellules géantes sont surtout nombreuses sur les confins de la zone caséeuse. Ce sont, on le voit, les caractères très nets de la granulation tuberculeuse et du follicule tuberculeux.

Les granulations, placées immédiatement sous l'épiderme, au niveau des épaississements interpapillaires, subissent le processus de suppuration sous forme de tout petits foyers. Le pus soulève, puis détruit l'épiderme, aboutit à la formation de petits abcès miliaires : le petit abcès ouvert, la crypte qui en résulte est comblée par l'épithélium proliféré. Le pus, mêlé aux lamelles d'épithélium, constitue les croûtes qui revêtent les plaques (croûtes lamelleuses d'Hébra).

Les glandes sébacées et les follicules pileux sont détruits et on ne les retrouve plus dans les cicatrices. Les glandes sudoripares restent intactes, et c'est tout au plus si leurs canaux excréteurs se montrent parfois élargis et si leur épithélium devient corné.

La tuberculose verruqueuse présente de grandes analogies avec la périfolliculite suppurée et conglomérée en placards : comme elle, elle survient chez des sujets que leur profession met en contact habituel avec des chevaux et des vaches. Mais la périfolliculite est une maladie à marche franchement aiguë, ayant son microbe particulier et ne renfermant pas de bacille.

L'affection avec laquelle la tuberculose verruqueuse présente le plus de ressemblances est le tubercule anatomique. Riehl et Paltauf reconnaissent que phénomènes cliniques et lésions histologiques présentent une idendité presque absolue, mais ils n'osent pas conclure catégoriquement à l'identité.

Riehl et Paltauf pensent que la tuberculose verruqueuse n'est probablement pas autre chose qu'une tuberculose par inoculation.

Le docteur Darier a publié le résultat d'examens histologiques pratiqués dans trois cas de tuberculose verruqueuse, voici à quels résultats il est arrivé dans un cas : infiltration du corps papillaire avec nombreux follicules tuberculeux pauvres en bacilles, hypertrophie verruqueuse des papilles et de l'épiderme ; traînées tuberculeuses dans le derme et nodules dans l'hypoderme, notamment au niveau des glomérules. Pas de tendance à la dégénérescence des éléments.

Dans un autre cas, la partie profonde du derme et la couche sous-dermique étaient normales et ne contenaient pas de follicules tuberculeux. L'hypertrophie porte surtout sur la couche cornée et sur la couche granuleuse de l'épiderme ; l'ensemble du corps papillaire est augmenté d'épaisseur ; l'altération est surtout marquée au niveau de la charpente, qui est atteinte de sclérose diffuse. A la limite du corps muqueux et du chorion, nombreux nodules tuberculeux, sans trace de dégénérescence caséeuse. Il a été impossible de mettre en évidence la présence de bacilles ; mais l'inoculation pratiquée à un cobaye a donné des résultats positifs.

Chez un autre malade, les saillies papillaires étaient recouvertes d'énormes cônes cornés ; la couche cornée formait des amas dans les sillons interpapillaires ; le corps muqueux était relativement moins épaissi. Les papilles étaient élargies, très infiltrées d'éléments embryonnaires ; à leur base se voyaient des follicules tuberculeux avec cellules épithéliales et cellules géantes dans le tissu scléreux du corps papillaire. L'inoculation pratiquée à un cobaye donna des résultats positifs, et une tuberculose lente à prédominance ganglionnaire.

De ces différents examens, le docteur Darier conclut :

La tuberculose verruqueuse et le lupus scléreux ne font qu'un ; le caractère verruqueux peut dominer ici, la sclérose être l'élément le plus manifeste ailleurs ; ce ne sont probablement que des degrés, peut-être des périodes d'évolution différentes d'une même affection.

Ce qui caractérise le lupus scléreux, c'est l'hypertrophie et l'hyperkératose de l'épiderme ; hypertrophie qui peut accompagner la saillie verruqueuse du corps papillaire ou exister à l'état lisse en dehors de toute végétation apparente. La cause de cette modification de la couche épidermique échappe encore complètement.

L'étude du tubercule des anatomistes, celle du lupus scléreux et de la tuberculose verruqueuse que nous venons de faire d'après la description qui en a été donnée par les auteurs qui les ont le plus étudiés, montrent les analogies, l'identité qui existent entre ces différentes lésions, qui sont tout au plus des variétés, des degrés d'une même affection. Même siège sur les parties découvertes et exposées à l'inoculation, même état papillomateux, même revêtement corné, même suppuration interpapillaire et histologiquement même structure avec cellules géantes, follicules superficiels et enfin bacilles de Koch. Tout semble indiquer qu'il s'agit là d'une seule et même variété de tuberculose cutanée.

L'inoculation préside souvent d'une façon très nette à leur début; médecins se piquant au cours d'une autopsie, garde-malade se blessant avec le crachoir d'un tuberculeux qu'il soigne. Dans d'autres cas, l'inoculation reste inconnue, mais elle est plus que probable, témoin une malade que je soignais ces temps derniers et qui avait vu la plaque de lupus scléreux se développer peu de temps après la mort de deux de ses enfants qui avaient succombé à la tuberculose pulmonaire. Dans d'autres cas, l'inoculation est moins nette encore, mais elle est cependant bien probable.

Chez un certain nombre de malades, il n'est pas possible de deviner de quel côté l'inoculation est venue ; je soigne en ce moment un enfant de huit ans qui portait sur le médius gauche une plaque de tuberculose verruqueuse ; pas un tuberculeux n'existe dans les personnes qu'il fréquente habituellement ; la mère prétend que l'enfant s'est blessé à l'école. Assurément, dans de tels cas, l'origine de l'inoculation tuberculeuse échappe ; mais, d'après ce que nous savons de l'origine de la maladie, dans les cas les plus complètement étudiés, il est, je crois, permis de conclure que ces cas, où la cause de la maladie échappe, sont cependant le résultat d'une inoculation.

La clinique a, de son côté, affirmé la nature tuberculeuse de l'affection en montrant chez un certain nombre de sujets le développement de lymphangite et d'adénites tuberculeuses ayant leur origine dans une plaque de lupus scléreux.

En résumé, il est aujourd'hui permis d'admettre une variété de tuberculose comprenant les différents accidents décrits sous les noms de tuberculose anatomique, lupus scléreux, tuberculose verruqueuse. Cette variété de tuberculose succède à une inoculation accidentelle du virus tuberculeux. Elle est cliniquement caractérisée par le développement d'une plaque saillante aux apparences papillomateuses, cornées, occupant le plus souvent les mains.

Résumé clinique. — La plaque arrivée à son complet développement a les dimensions d'une pièce de deux, de cinq francs, quelquefois plus; sa forme est arrondie ou ovalaire, irrégulière, si la plaque est due à la convergence de plusieurs placards primitifs ; la lésion arrive dans quelques cas à occuper d'assez grandes étendues.

La plaque est recouverte, surtout dans ses parties périphériques, d'une croûte sèche, dure, rocailleuse, grise sale, formant une saillie de plusieurs millimètres au-dessus de la peau voisine. La surface croûteuse est fendillée, parcourue par des fissures plus ou moins profondes, dont beaucoup ne paraissent être autres que l'exagération des plis normaux de la peau.

La plaque n'est pas adhérente aux tissus profonds ; elle est mobile sur les tissus subjacents ; les mouvements des articulations, placées au-dessus d'elle, restent absolument libres.

En écartant les bords des fissures, dont la plaque est sillonnée, on voit sourdre du fond d'un certain nombre d'entre elles de fines gouttelettes de pus ; l'absence de toute suppuration, au cours de l'évolution d'une plaque de lupus scléreux, constitue un fait exceptionnel.

A une période un peu avancée, les orifices glandulaires et les orifices pileux ne sont plus perceptibles. Le lupus scléreux n'est normalement le siège d'aucune sensation douloureuse spontanée ; on n'y observe ni élancements, ni brulûre, ni démangeaisons.

La sensibilité au contact est quelque peu émoussée

par l'épaisseur de la couche cornée ; la pression est souvent douloureuse, surtout au niveau des parties périphériques ; les chocs éveillent des douleurs vives.

Dans les périodes actives de la maladie, on a noté la production au niveau de la partie malade d'une sensation de chaleur très pénible ; certains sujets plongeaient les mains dans l'eau froide espérant retirer de cette manœuvre quelque soulagement. Parfois on a signalé l'existence de démangeaisons au niveau de la plaque ou dans son voisinage.

Le bord, surtout pendant les périodes les plus actives du processus pathologique, présente une teinte érythémateuse qui tranche fortement et sur la couleur générale de la plaque, et sur la couleur de la peau normale qui l'entoure ; c'est une teinte rouge violacée, nettement inflammatoire.

Entre la zone érythémateuse limitrophe et les parties franchement croûteuses de la plaque, se trouve une zone intermédiaire caractérisée par la présence de petites ulcérations arrondies, miliaires, jaunâtres, peu profondes, recouvertes de croûtelles ou de minces squames ; on peut même rencontrer dans cette zone de véritables petites pustules qui ne sont que la période initiale des ulcérations. Petites pustules et ulcérations constituent le processus de développement de la lésion, et la zone pustuleuse n'est autre chose qu'une agglomération d'abcès miliaires analogues à celui qu'on voit se montrer, dans la plupart des cas, au sommet de la papule initiale ; tout cet ensemble constitue l'expression clinique d'un amas de tubercules confluents et marquant la zone active de développement de l'affection.

En faisant tomber par le raclage ou l'application de cataplasmes les croûtes qui recouvrent la plaque, on met à nu une surface papillomateuse, dont l'aspect rappelle celui d'un grand nombre de verrues intimement accolées les unes aux autres. On constate alors, plus nettement qu'avant la chute des croûtes, et la disposition fissuraire de la lésion, et la présence de petites surfaces suppurantes au fond des sillons.

Quand la maladie a duré un certain temps, un travail de réparation spontanée se produit. Le travail de suppuration se tarit; les croûtes cessent de se produire et laissent à découvert des saillies papillomateuses lisses, brillantes, rouges violacées ou blanchâtres, qui s'atrophient progressivement, s'affaissent et finalement laissent à leur place une cicatrice mince, unie, luisante, remarquable par son aspect criblé ou réticulé; le fond violacé de la cicatrice est parcouru par un réticulum blanchâtre, nettement distinct.

Ce travail de cicatrisation débute ordinairement par les parties centrales de la plaque; mais ce n'est pas là une disposition nécessaire, et, surtout dans les plaques étendues, on peut le voir débuter par plusieurs points à la fois; il est probable, en pareil cas, que ces points correspondent à des centres de développement multiples, et que la plaque unique en apparence n'était grande que parce qu'elle était due à la convergence d'un certain nombre de plaques secondaires.

Autour du placard principal, on relève chez quelques malades l'existence de placards secondaires de formation récente; on peut, sur ces placards encore jeunes, étudier les premières phases de l'évolution des accidents; souvent on constate qu'ils sont formés par la réunion d'un plus ou moins grand nombre de pustulettes dont la rupture donnera lieu à l'ulcération sur laquelle se développeront les végétations papillomateuses.

Sur un placard secondaire, datant à peine de 15 à 20 jours, le docteur Angibaud a pu constater une petite surface papuleuse, d'une étendue d'un centimètre carré environ. Cette lésion offrait une surface érythémateuse dans toute son étendue et presque lisse ; elle avait un aspect plus charnu que la plaque ancienne ; sa couleur était rouge violacée ; ses bords violacés se séparaient nettement de la peau saine. Celle-ci avait sa coloration, sa consistance et son aspect normaux ; elle n'était point infiltrée, et le passage de la peau saine à la partie malade se faisait sans transition. Une lésion érythémateuse de durée assez prolongée peut, on le voit par cette observation, précéder l'apparition des pustulettes.

La marche est essentiellement lente et peut se prolonger pendant des années, la vie entière. Souvent la guérison se produit à la longue et spontanément ; à la place qu'occupait le lupus, il persiste une cicatrice mince, à surface réticulée.

L'invasion du système lymphatique est relativement rare et, chez un certain nombre de malades, on a pu se demander si elle n'était pas consécutive à une intervention opératoire et à une infection de nature non tuberculeuse.

Quand ce lupus scléreux se développe chez un individu jusqu'alors absolument sain, c'est un fait énorme dans son existence. Car, si la lésion peut rester indéfiniment locale, si même elle présente assez fréquemment des tendances manifestes à la guérison spontanée, il n'en est pas moins vrai que le malade est constamment sous le coup d'une infection secondaire par les voies lymphatiques, qu'il est toujours à craindre de voir se développer chez lui une lymphangite, une adénite tuberculeuse, que surtout et avant tout on n'est jamais sûr que de ce foyer parfois si peu étendu, en apparence si indifférent pendant des années, il ne partira pas, un jour donné, une infection bacillaire viscérale grave, voire même mortelle.

Le lupus scléreux, la tuberculose verruqueuse, tels que nous venons de les étudier, sont des tuberculoses primitives de la peau, survenant chez des individus absolument sains antérieurement, médecin se faisant une piqûre au doigt au cours d'une autopsie, garde-malade s'inoculant accidentellement les crachats d'un tuberculeux, sujet inoculé au cours d'un tatouage. Son siège de prédilection est alors le doigt, la paume des mains ; on l'a vu à la plante des pieds, au niveau de l'olécrane (ANGIBAUD), sur le cou ou la face.

L'affection peut se développer dans des conditions à peu près analogues chez des sujets tuberculeux des viscères se faisant à eux-mêmes une auto-inoculation ; M. Besnier a signalé cette possibilité depuis longtemps. M. Vidal, constatant qu'en pareil cas la lésion occupe ordinairement le dos de la main, pense que cette inoculation doit se faire dans le mouvement naturel par lequel un malade tuberculeux et peu soigneux essuie avec le dos de la main sa moustache à laquelle des crachats sont restés adhérents.

Mais il faut bien savoir que, dans un certain nombre de cas, la tuberculose verruqueuse peut se développer secondairement autour d'un ancien foyer tuberculeux : fistule anale, abcès froid ganglionnaire, carie osseuse : alors elle occupe la région où siégeait la tuberculose première, région anale, région axillaire, dos de la main ou du pied, et de là elle s'étend progressivement plus ou moins loin de son point de départ, envahissant des régions quelquefois très étendues de la peau. Il est fréquent d'observer la lésion que nous étudions sur une étendue plus ou moins grande des membres atteints de lupus éléphantiasique. Il y a donc une tuberculose verruqueuse primitive et une tuberculose verruqueuse secondaire.

M. Besnier insiste sur ce fait que la tuberculose papillomateuse, lorsqu'elle se développe à la suite d'une auto-inoculation chez un sujet atteint de tuberculose pulmonaire, non encore parvenu à la période de consomption, non encore phtisique, présente quelques caractères particuliers : la rapidité de l'évolution est plus grande ; les ulcérations miliaires se font plus activement ; le bord irrégulièrement polycyclique des placards présente des foyers miliaires secondaires, formant de petites ulcérations qui indiquent le progrès excentrique de la lésion ; enfin, la plaque elle-même se recouvre parfois d'une croûte rupiaforme, qu'il faut avulser pour bien voir le fond de la surface malade. La tendance ulcéreuse est, en un mot, plus accusée, plus active chez les malades atteints de tuberculose viscérale que chez les malades sains ; nous verrons tantôt que l'infection tuberculeuse de la peau, survenant chez des tuberculeux arrivés à la période de consomption, présentera des tendances ulcéreuses beaucoup plus accusées ; chez de tels malades, l'affection sera exclusivement ulcéreuse ; le processus végétant, papillomateux, fera défaut.

M. Vidal a montré qu'on peut rencontrer chez le même sujet le lupus scléreux et le lupus tuberculeux ;

après raclage du lupus scléreux, pendant que la plaie se répare, la tendance de l'affection à la récidive se manifeste tout d'abord par l'apparition dans la cicatrice de petits tubercules mollasses, d'un jaune rougeâtre transparent, de lupus tuberculeux.

Malgré les arguments invoqués en faveur de l'origine tuberculeuse du tubercule anatomique, du lupus scléreux, de la tuberculose verruqueuse, il n'est pas encore absolument démontré que les unes et les autres soient toujours de nature tuberculeuse. Le docteur Sollosson, ayant examiné quatre tubercules anatomiques où les lésions n'étaient nullement tuberculeuses et où le bacille faisait défaut, pense qu'on ne saurait encore affirmer d'une façon absolue la nature constamment tuberculeuse du tubercule anatomique. Le médecin lyonnais admet qu'il s'agit peut-être ici d'une lésion banale, susceptible de se produire à la suite d'inoculations de diverse nature.

Les auteurs mêmes qui admettent l'identité de nature des diverses tuberculoses cutanées, que nous étudions, ont établi entre elles quelques différences.

La tuberculose verruqueuse serait plus active, plus infectieuse que le tubercule anatomique ; elle s'observe souvent chez des sujets déjà atteints de tuberculose locale ou générale. La tendance de la lésion à l'extension est beaucoup plus grande que dans le tubercule anatomique ; les lésions d'infection secondaire, lymphangites, adénites, la tuberculose viscérale consécutive sont beaucoup plus communes. Cette tendance plus ou moins grande de l'affection à l'extension suffit-elle pour légitimer une séparation absolue des deux affections ? N'est-il pas plus légitime de voir dans cette allure différente la simple conséquence d'une résistance plus ou moins grande du terrain sur lequel la maladie s'est développée ou d'un degré plus ou moins grand d'activité d'un même virus ?

Diagnostic. — Le lupus scléreux, papillomateux, verruqueux, malgré sa fréquence relative, est encore mal connu de beaucoup de médecins. On arrivera à poser le diagnostic en se basant sur l'existence de la zone hyperémique périphérique, des ulcérations miliaires du pourtour de la lésion ou du fond des scissures interpapillaires, de la tendance cicatricielle centrale dans les cas quelque peu anciens. Les affections avec lesquelles la tuberculose verruqueuse présente le plus d'analogies, sont la verrue, le papillome simple, les végétations bénignes, l'épithélioma papillaire, le lichen plan corné, le nœvus papillomateux, les folliculites agminés, les syphilides.

La verrue est le résultat de l'hypertrophie du corps papillaire du derme et de l'épiderme ; elle est habituellement limitée, nettement circonscrite, atteint des dimensions moins considérables que le lupus scléreux ; sa saillie se détache brusquement et nettement au-dessus des tissus environnants ; elle n'est point entourée d'une couronne rouge violacée congestive ; sa surface n'est point recouverte d'une croûte épaisse cachant les excroissances papillaires et rappelant par ses fendillements les fentes de la peau ; elle est tout au contraire hérissée de prolongements acuminés, filiformes, à divisions multiples, s'épanouissant en forme de brosses ; elle ne suppure pas, elle ne laisse pas voir dans ses interstices ces petites surfaces suppurantes qui correspondent dans le lupus à l'ulcération des tubercules et constituent une des caractéristiques de l'affection. La verrue ne repose pas sur une base indurée comme le lupus scléreux, elle est d'une durée relativement courte, et ne laisse pas de cicatrice à sa suite quand elle guérit spontanément.

Le *papillome simple*, par son siège fréquent aux mains, aux doigts et aux pieds, par son évolution lente, par son aspect extérieur, présente avec le lupus scléreux de telles analogies qu'un certain nombre de dermatologistes sont portés à en fusionner l'histoire. Il faut cependant reconnaître que le papillome forme une saillie plus marquée ; ses bords sont nettement arrêtés et ne présentent point la zone érythémateuse si spéciale du lupus verruqueux ; le centre n'a pas de tendance cicatricielle. Cependant, dans nombre de cas, les analogies sont telles qu'un examen histologique du néoplasme et le succès ou l'insuccès des inoculations pourront seuls permettre de rejeter ou d'admettre la nature tuberculeuse.

Le lupus scléreux secondaire développé au voisinage d'un foyer tuberculeux primitif, d'une fistule anale par exemple, pourrait être confondu avec des *végétations simples;* celles-ci se développent dans les régions humides, baignées par des liquides irritants, au voisinage d'orifices naturels, vulve ou anus ; ce sont des excroissances plus ou moins longues, pédiculées, filiformes ou ramifiées, non recouvertes de croûtes, humides, suintantes, molles : il est fréquent d'en rencontrer plusieurs foyers chez le même malade. Le lupus scléreux a sa croûte de revètement, sa surface moins inégale, sa sécheresse, ses limites moins brusques, sa zone congestive limitrophe, ses pustulettes et ses ulcérations miliaires correspondant à autant de petits tubercules.

L'*épithélioma papillaire* des vieillards, soit qu'il se

développe primitivement, soit qu'il naisse à la surface d'une verrue irritée, présente un certain nombre de points de rapprochement avec le lupus scléreux ; mais son siège de prédilection n'est pas le même ; il n'a point la zone congestive limitrophe ; son revêtement épidermique se détache facilement laissant à nu une surface ulcérée, irrégulière, granuleuse, saignant facilement, à bords renversés, qui tend plutôt à progresser qu'à se cicatriser.

Le *lichen plan corné ou hyperkératosique* occupe presque toujours la partie antérieure de la jambe ; sa surface n'est point fissuraire comme celle du lupus scléreux ; elle ne présente pas de points suppurants, n'a point de couronne limitrophe érythémateuse. Le lichen s'accompagne de démangeaisons vives.

Le *nævus papillomateux* n'a pas de zone congestive limitrophe, pas d'ulcérations suppurantes ; son apparition remonte aux premiers temps de la vie ; il siège souvent d'une façon manifeste sur le trajet de filets nerveux et s'accompagne d'exagération des productions pilaires.

Les abcès miliaires, qui conduisent aux ulcérations du lupus scléreux, sont quelquefois très accusés, très développés et peuvent rappeler les folliculites agminées.

Les *périfolliculites agminées*, bien étudiées par Leloir, Quinquaud, Pallier, sont constituées ordinairement par un seul placard, saillant de 2 à 5 millimètres au-dessus de la peau normale, en forme de macaron, occupant le dos de la main ou l'avant-bras, bien circonscrit, nettement délimité, à bords curvilignes arrondis et non géographiques ; il y a intégrité de la peau environnante ; surface mamelonnée, anfractueuse, boursoufflée, inégale, irrégulière, parsemée d'orifices petits comme des têtes d'épingles, multiples, qui donnent à la lésion l'aspect d'une véritable écumoire. Dans leur intervalle, petits amas jaunâtres, sous-épidermiques correspondant aux glandes folliculo-sébacées dilatées. Par la pression, on fait sourdre des boudins vermicelliformes. L'aspect de pomme d'arrosoir est presque caractéristique. La surface peut être recouverte de croûtes ou de pus.

La lésion débute par une lésion ponctiforme, qui s'étend excentriquement d'une façon régulière ou par poussées.

Le microbe causal est encore mal connu, cependant MM. Quinquaud et Pallier pensent que le staphylococcus pyogenes albus en est la cause la plus ordinaire,

Il existe une forme papillomateuse particulièrement susceptible d'être confondue avec le tubercule anatomique ou le lupus scléreux.

On peut dire, en général, que l'évolution de la périfolliculite agminée est plus rapide que celle de la tuberculose verruqueuse, puisque, comme l'a dit Leloir, elle atteint souvent, dans la forme commune, son maximum d'extension en dix ou douze jours et parcourt son cycle complet en six semaines; dans la forme papillomateuse, la marche est relativement lente, le développement se fait en plusieurs mois et tendrait à se rapprocher des formes rapides de la tuberculose cutanée, dont elle pourrait n'être qu'une variété. (QUINQUAUD, PALLIER.) L'affection est plus franchement suppurative, la lésion peut se recouvrir d'une croûte, mais n'a pas le véritable opercule corné de la tuberculose verruqueuse.

Les *syphilides papuleuses*, avec revêtement épidermique épais, ont, en général, une croûte moins épaisse ; leur coloration est jaunâtre, brune ou gris sombre

ardoisé. La surface n'est pas fendillée, fissuraire ;
l'éruption est sèche, sans la sécrétion purulente du
lupus scléreux. Quand on détache la croûte, on tombe
sur une papule non excoriée et non sur une surface
papillomateuse. La disposition circinée des éruptions
syphilitiques est presque toujours nettement dessinée ;
on ne trouve pas à leur pourtour la zone érythémateuse
et la zone pustuleuse que nous avons vues exister à la
limite de la plaque du lupus scléreux.

Les syphilides sont souvent multiples, accompagnées
d'autres lésions spécifiques ou précédées d'éruptions,
qui ont laissé une pigmentation, une cicatrice caractéristique. La recherche des antécédents, l'épreuve thérapeutique serviront encore à lever les doutes dans les
cas indécis.

MM. Besnier et Doyon insistent sur ce fait que dans
quelques cas de tuberculose verruqueuse, l'hypertrophie de la couche papillaire, l'exagération des plis sont
tels que l'affection rappelle l'*eczéma corné végétant*,
toutes les variétés de papillomes cornés. En pareil cas,
les bords des placards verruqueux émergent de la peau
saine ou sont entourés d'une zone inflammatoire rouge,
livide, d'une desquamation en collerette. La lésion
forme des plaques rondes, ovales, allongées dans le
sens des doigts ou des membres, ou polycycliques,
irrégulières dont la surface est hérissée de saillies
hyperkératosiques. Leur surface peut être plâtreuse,
sèche ; elle est constituée par la réunion de petits îlots
fissurés séparés par des sillons plus profonds. La lésion
verruqueuse peut n'exister qu'à la périphérie alors que le
centre est déjà devenu lisse, cicatriciel. Sur les grandes
plaques du dos de la main, des doigts ou des membres,
l'épaisseur de la couche plâtreuse peut atteindre et

même dépasser deux centimètres, formant de véritables monticules analogues à ceux qu'on observe dans certains cas de psoriasis du cuir chevelu, et quelquefois même hérissés de véritables cônes stalactiformes.

CHAPITRE II

LUPUS. — LUPUS TUBERCULEUX. — LUPUS ÉRYTHÉMATEUX.

La compréhension du mot lupus n'exige pas une connaissance de la langue latine bien avancée et il est évident que les premiers auteurs qui employèrent ce mot en médecine voulurent par là désigner une affection de mauvaise nature, douée de tendances profondément destructives, digne par là d'être comparée à cet animal que son naturel essentiellement malfaisant porte sans cesse à chercher quelque chose à détruire, qui passe sa vie *quærens quem devoret*.

Les affections de la peau, auxquelles on peut attribuer de telles qualités, sont multiples; aussi le besoin d'établir des variétés dans le genre s'est-il toujours fait sentir; mais peu à peu, le cadre des affections jugées dignes d'être qualifiées lupus s'est rétréci; Bazin admettait encore un lupus syphilitique à côté du lupus scrofuleux. Aujourd'hui l'immense majorité des dermatologistes est d'accord pour circonscrire encore plus la signification du mot lupus et pour réserver cette qualification à une variété de lésions cutanées, dont la plupart, si ce n'est la totalité, ont été démontrées par les travaux les plus récents de nature tuberculeuse et dont la tendance destructive s'accuse, ici par la production

de véritables ulcérations, là par la production de lésions
à tendance cicatricielle non précédées d'ulcérations.

Il y a lieu de distinguer dans le lupus deux grandes
classes : le lupus tuberculeux et le lupus érythémateux.

I

LUPUS TUBERCULEUX.

Le lupus tuberculeux, pour lequel le docteur Besnier
a proposé aussi la qualification de lupus de Willan dans
le but de rappeler que cet auteur est le premier qui en
ait donné une bonne description, est généralement considéré aujourd'hui comme une affection de nature tuberculeuse; je dis généralement, car des dermatologistes
de premier ordre, parmi lesquels il convient de ranger
le professeur Kaposi, se refusent encore à reconnaître
la nature vraiment tuberculeuse de cette affection.

Le lupus tuberculeux est caractérisé par la production au niveau du derme de tubercules, le mot tubercule
étant pris dans son sens dermatologique et non dans le
sens histologique; si ce lupus est appelé tuberculeux,
ce n'est, en effet, point parce qu'il renferme des tubercules histologiques, follicules tuberculeux, cellules
géantes, bacille, mais parce qu'il est caractérisé cliniquement par la présence dans le derme de nodosités
sans tendance résolutive, occupant les parties profondes
du derme, de cette lésion, en un mot, que les dermatologistes désignent ordinairement sous le nom de tubercule.

Voici en quels termes le professeur Leloir croit devoir
définir la lésion dite tubercule par les dermatologistes :

« Une néoplasie siégeant dans le derme, de nature inflammatoire, non résolutive spontanément, tendant par conséquent à la destruction partielle ou totale des tissus dans lesquels elle s'est développée et à la formation de cicatrices par ulcération, par sclérose ou par résorption interstitielle, renfermant un micro-organisme pathogène. Cette définition en partie pathogénique est basée sur la connaissance actuelle de la nature parasitaire de la syphilis, etc. »

L'appliquant au lupus, le professeur Leloir propose de cette affection la détermination suivante :

« Le lupus est une des formes de la tuberculose tégumentaire, variété peu virulente (scrofulo-tuberculeuse) dont la lésion élémentaire (lupôme) est, au point de vue dermatologique, un tubercule de volume et de dispositions très variables, de couleur rouge brunâtre rappelant plus ou moins le sucre d'orge, d'une consistance molle ; évoluant en général d'une façon lente, chronique, détruisant les tissus soit par résorption interstitielle (*lupus non exedens*), soit par ulcération (*lupus exedens*), soit par sclérose (lupus sclérosé). »

Voyons quel est ce lupôme, ce tubercule, caractéristique clinique du lupus tuberculeux,

Le *tubercule lupique* est superficiellement situé, il s'aperçoit par transparence à travers l'épiderme au-dessus duquel il fait souvent une légère saillie ; ce tubercule se présente sous la forme d'un petit nodule, arrondi, miliaire, brillant, translucide, d'apparence colloïde souvent très accusée. Son volume ne dépasse, dans nombre de cas, pas celui d'un grain de millet ; il peut être beaucoup plus petit et ne pas excéder les dimensions d'une petite tête d'épingle, faire sous l'épiderme une petite tache brillante grosse comme un gros grain de poussière, mais nettement distincte, grâce à sa coloration et surtout à son brillant, à sa transparence tout particuliers.

La couleur est d'un rouge jaunâtre et jointe à la artnsparence, elle donne à la masse un aspect comparé avec grande raison à celui du sucre d'orge; cette couleur peut virer plus ou moins vers le rouge, se rapprocher du ton du cuivre rouge.

Le tissu du tubercule lupique est d'une grande mollesse, essentiellement friable; son peu de résistance à la dilacération est un de ses caractères distinctifs ; ce caractère permet, quand on cherche à intervenir mécaniquement dans le traitement du tubercule, d'apprécier avec facilité l'étendue, les limites du tissu malade, que sa mollesse, sa friabilité permettent de distinguer très facilement des tissus sains au milieu desquels le tubercule s'est développé, et qui s'en différencient par leur résistance beaucoup plus grande.

Quand plusieurs tubercules sont réunis, le doigt qui presse leur surface reconnaît une mollesse tout à fait semblable à celle des fongosités.

Le tissu du tubercule est très vasculaire; un écoulement de sang abondant se produit à sa surface, les premières fois qu'on le dilacère par la scarification, mais une compression légère suffit dans la plupart des cas pour arrêter l'écoulement sanguin. La vascularisation du tubercule est quelquefois assez grande pour lui donner un aspect qui le rapproche de celui de certaines tumeurs érectiles, à cepoint que quelques auteurs ont décrit une variété de *lupus angiomateux*.

Le tubercule n'est spontanément le siège d'aucune douleur; mais les pressions exercées à son niveau éveillent habituellement des sensations douloureuses, qui deviennent même très vives chez certains malades : cette sensibilité particulière peut acquérir une véritable valeur diagnostique et permettre de deviner par le palper, au milieu de tissus enflammés, à épithélium épaissi, des tubercules que l'on ne pourrait constater *de visu.*

Le tubercule peut se présenter à l'état isolé; mais le plus ordinairement il se présente sous la forme de petits groupes, qui tantôt ne renferment qu'un nombre très restreint de tubercules, tantôt arrivent à former des conglomérats considérables : ces amas ne comptent plus seulement quatre, cinq, six tubercules comme les précédents, mais les nodules tuberculeux y deviennent véritablement innombrables.

Il n'existe aucune régularité, aucune systématisation dans la disposition, dans l'ordonnancement des tubercules lupiques; rares ici, nombreux d'autres fois, rapprochés dans certains cas, dispersés et distants dans d'autres, ils forment des amas plus ou moins étendus, plus ou moins serrés sans forme régulière et constante. Cependant, par suite de l'extension excentrique des groupes, ceux-ci ont tendance à former des amas nummulaires, en cercles, en anneaux complets ou interrompus, avec atrophie centrale cicatricielle.

La plaque tuberculeuse lupique suit ordinairement une marche extensive incessante, souvent lente, très lente, mais continue. A la périphérie du nodule, le développement constant de nouveaux tubercules amène l'accroissement progressif de la plaque lupique; et tandis que la périphérie s'étend et envahit de nouvelles régions de la peau, les parties centrales subissent des modifications régressives.

C'est un phénomène de première importance que

cette tendance régressive du tissu lupique. A mesure que la périphérie d'une plaque s'étend et que de nouvelles régions sont envahies, les parties centrales, premièrement atteintes, subissent une métamorphose régressive aboutissant tantôt à une ulcération véritable, tantôt à une atrophie cicatricielle primitive sans ulcération préparatoire, de telle sorte que, dans toute plaque lupique un peu ancienne, il est toujours possible de relever à côté du tissu jeune, nettement caractérisé, une surface cicatricielle plus ou moins importante, mais en général nettement accusée.

Toute lésion lupique présente, à un moment donné, soit une tendance atrophique et cicatricielle, soit une tendance ulcéreuse et rongeante. Tout lupus ne présente pas la seconde, mais, dans tous, la première est plus ou moins manifeste. Il est de règle, quand un nodule lupique a existé pendant un certain temps, qu'on rencontre dans un ou plusieurs points de son étendue, principalement dans ses parties centrales, des plaques cicatricielles plus ou moins manifestes, toujours très sensibles. Les tubercules les premiers développés s'affaissent, leurs éléments s'atrophient; à leur place, l'épiderme, qui était tendu et brillant, se plisse, s'exfolie, desquame et une petite dépression cicatricielle se produit à ce niveau.

Cette plaque cicatricielle devient d'une importance capitale pour l'établissement du diagnostic dans les cas où la zone jeune et active, incomplètement caractérisée, laisse quelques doutes dans l'esprit sur la nature de l'affection. Si le tubercule est la lésion fondamentale caractéristique, l'ulcération, la cicatrice sont l'expression de la tendance éminemment destructive, fondamentale de la maladie, de cette tendance qui lui a valu

le nom de lupus ; dans maint cas, où le tubercule ne
ressort pas nettement, la cicatrice sert à établir le
diagnostic ; c'est tantôt sur l'un, tantôt sur l'autre de
ces éléments, nodule tuberculeux d'une part, cicatrice
de l'autre, que nous nous appuyons pour affirmer
l'existence d'un lupus.

Anatomie pathologique. — Le lupus dénommé tuberculeux, parce qu'il est caractérisé cliniquement par le
nodule tuberculeux que nous venons d'étudier, est
aussi tuberculeux au sens histologique du mot ; il réunit
tous les caractères qu'on est convenu de considérer
aujourd'hui comme déterminant les affections tuberculeuses. A mesure que la caractéristique histologique de la
tuberculose change, progresse et se perfectionne, on
retrouve toujours dans le lupus tuberculeux la lésion
requise pour mériter la qualification de tuberculeux.
La cellule géante devient-elle avec Schuppel la condition *sine qua non* de toute affection tuberculeuse, on la
retrouve dans le tissu du lupus ; Friedländer montre
l'importance du follicule tuberculeux pour la définition
des tuberculoses locales, on ne tarde pas à démontrer
la fréquence de ce follicule dans les lésions du lupus,
qui par là encore affirme sa nature tuberculeuse. Enfin,
en 1882, Koch établit la présence dans les lésions tuberculeuses, d'un parasite spécial, d'un microbe de forme
bacillaire. Cette découverte est capitale. La cellule
géante, le follicule tuberculeux peuvent être rencontrés
dans un certain nombre de lésions, lésions syphilitiques, farcineuses, ulcères simples chroniques, etc.,
dont la nature non tuberculeuse ne saurait être discutée ; cellules géantes, follicules tuberculeux ne constituent pas une caractéristique anatomique certaine de
la tuberculose : le bacille jusqu'ici en est considéré

comme la marque incontestable. Sa recherche dans le
lupus ne fut pas heureuse entre les mains des premiers
observateurs qui ne purent en constater l'existence;
mais il ne fallut pas bien longtemps pour que quelques
observations positives fussent publiées où le bacille de
Koch avait été retrouvé et on n'en est plus à compter les
exemples : dès 1883, Pfeiffer a signalé la présence du
bacille dans le lupus de la conjonctive, Doutrelepont,
Schuchardt et Krause, Koch publient des résultats
positifs. En France, les professeurs Cornil et Leloir
examinent des fragments de peau enlevés chez onze
malades atteints de lupus; sur un seul ils parviennent
à trouver le bacille et encore ils ne le rencontrent que
dans une coupe sur douze.

A côté de ces faits positifs, on pourrait en citer un
certain nombre de négatifs; mais ceux-ci n'ont pas
grande valeur. Le bacille est rare dans le tissu lupique,
et, pour le découvrir, il faut une grande patience et un
examen prolongé. Quand on voit Koch lui-même obligé
d'examiner jusqu'à 43 coupes avant d'arriver à découvrir un premier bacille, on peut se demander si dans
les cas signalés comme négatifs, la patience de l'observateur a été suffisamment persévérante ou si le hasard
l'a mal servi.

Il est impossible de se dissimuler qu'il faut quelquefois de la chance pour ne pas passer à côté du bacille
tuberculeux, quand on le recherche dans des tissus où
il se montre aussi peu nombreux que dans le tissu
lupique.

La méthode des inoculations sous-cutanées a aussi
grandement servi à établir la nature tuberculeuse du
lupus.

En France, les premières tentatives d'inoculation ne

furent pas heureuses ; Kiener, Vidal, Leloir, le professeur Cornil échouent et n'obtiennent aucun résultat positif. H. Martin, à qui la méthode des inoculations doit tant de progrès, obtient enfin un succès après l'inoculation au cobaye ; les professeurs Cornil et Leloir voient quatre expériences sur onze donner des résultats positifs. Après de nombreuses expériences, le professeur Leloir établit que les insuccès des premiers expérimentateurs relèvent de ce fait que le lapin est réfractaire aux inoculations de tissu lupique, pratiquées en dehors de l'œil ; que le cobaye répond peu aux injections sous-cutanées, mais seulement aux injections péritonéales ; mais ces deux procédés donnent des résultats positifs constants.

Voici, du reste, dans quels termes le professeur Leloir, un des auteurs qui se sont le plus occupés de la question de l'inoculabilité des tissus lupiques, expose l'état actuel de la question.

Comme je ne cesse d'y insister depuis ma communication de 1882 à la Société de Biologie, le choix de l'animal et de la région, la technique opératoire ont une grande importance au point de vue de la compréhension des résultats obtenus en inoculant des produits scrofulo-tuberculeux.

Comme je l'ai démontré dans une série de travaux publiés sur ce sujet, il faut, lorsque l'on inocule des produits scrofulo-tuberculeux, en particulier le lupus, employer le cobaye et inoculer cet animal d'après la méthode intra-péritonéale ou d'après ma méthode mixte (hypodermo-épiploïque) qui permet tout d'abord d'obtenir une tuberculose locale hypodermique se généralisant ultérieurement. Si l'on veut employer le lapin, il faut inoculer cet animal dans la chambre antérieure de l'œil.

Aussi, et j'y ai insisté beaucoup depuis 1884, il faut avoir soin d'inoculer non pas de petits, mais de gros morceaux [1].

C'est un hasard d'expérimentation qui a conduit le professeur Leloir à la découverte d'un procédé de greffe, de la méthode dermo-péritonéale, qui permet d'obtenir, chez le cobaye, un succès presque certain, même à la suite de l'inoculation de la matière tuberculeuse dans l'hypoderme. Chez deux cobayes où l'inoculation intra-péritonéale du lupus avait mal réussi, la peau ayant été mal suturée, le fragment de lupus inoculé sortit de la cavité abdominale et vint se placer entre les muscles incisés de la paroi abdominale, sous la peau, avec un bout d'épiploon hernié qui s'était accolé à lui. La cicatrisation complète de la peau se fit en huit jours. Deux mois après se développait, au niveau du point d'inoculation, une tumeur aplatie, large comme une pièce de deux sous, épaisse de plus d'un centimètre, enchâssée dans la peau, rappelant par sa consistance une gomme à l'état de crudité. Les tumeurs finirent par s'ulcérer au centre; ces ulcérations étaient grisâtres, lardacées, peu profondes, larges comme une pièce de dix sous et présentaient une grande analogie avec une gomme strumeuse du derme ulcérée superficiellement. A la coupe, elles rappelaient de très près, au point de vue histologique, une coupe de lupus. Inspiré par cette observation, le professeur Leloir a réussi plusieurs fois à faire prendre le lupus sous la peau en accolant au fragment inoculé un morceau d'épiploon. Il a réussi à reproduire ainsi une forme de

---

1. Leloir, *Recherches expérimentales sur l'inoculation des produits scrofulo-tuberculeux du lupus vulgaire.* Congrès pour l'étude de la tuberculose, juillet 1891, et *Annales de dermatologie et de syphiligraphie,* 1891, p. 677.

tuberculose localisée sous-cutanée dans laquelle il a pu relever la présence du bacille. Rendons la parole au professeur Leloir :

J'ai constaté que les résultats négatifs obtenus en inoculant des portions de tissu lupeux provenaient de ce que le morceau était trop petit. Le fait n'a rien qui doive surprendre si l'on tient compte de la minime quantité de bacilles qui se trouve d'ordinaire dans le lupus vulgaire. On conçoit très bien que, en inoculant un gros morceau de lupus, on aura plus de chances d'inoculer plus d'agents de la tuberculose.

Donc la question semble se réduire à une affaire de quantité de virus (peu pour la scrofulo-tuberculose, beaucoup pour la tuberculose-franche) et non à une affaire de qualité de virulence moindre du bacille de Koch.

Toutefois il n'est pas absolument certain, dans l'état actuel de la science, qu'il n'y ait pas· aussi une différence de qualité, de virulence moindre.

Mes expériences me porteraient même à considérer les gommes scrofulo-tuberculeuses dermiques, hypodermiques et ganglionnaires comme les produits tuberculeux plus virulents que le lupus, bien que moins virulents que la tuberculose vraie.

En effet, quand on inocule des parcelles de gomme dans le péritoine des cobayes, l'on obtient en général plus rapidement une tuberculose généralisée que lorsqu'on inocule du lupus.

D'autre part, comme l'ont démontré Villemin, Colas (de Lille), Lannelongue, Koch, etc.; ces gommes scrofulo-tuberculeuses sont inoculables souvent dans l'hypoderme du cobaye et même dans l'hypoderme du lapin.

La tuberculose tégumentaire pourrait donc, au point de vue de la virulence, se classer ainsi en suivant une progression croissante dont le lupus serait le terme le moins virulent et la tuberculose franche des muqueuses et de la peau le terme le plus virulent :

Le lupus ;

Les gommes scrofulo-tuberculeuses tégumentaires ;

La tuberculose vraie des téguments.

En résumé : Le lupus produit chez le lapin et le cobaye quand on l'inocule dans un milieu approprié (péritoine du cobaye, chambre antérieure de l'œil du lapin) une tuberculose incontestable comme en témoignent les inoculations en série et la recherche des bacilles.

L'on ne peut donc, en ce qui concerne le lupus, distinguer ce produit scrofulo-tuberculeux de ceux de la tuberculose franche, en disant qu'il n'est pas inoculable au lapin, mais qu'il est inoculable dans l'hypoderme du cobaye.

Mais cette tuberculose est peu virulente, puisqu'elle ne peut prendre ni chez le lapin, ni chez le cobaye dans un milieu où prend d'ordinaire la tuberculose franche, c'est-à-dire dans l'hypoderme.

Bien plus, malgré son passage chez l'animal (péritoine du cobaye), cette tuberculose n'accroît que très difficilement sa virulence.

Il existe donc, entre la tuberculose franche et la scrofulo-tuberculose du lupus, une différence très prononcée. La tuberculose franche prend partout, en général, comme l'ont montré les travaux de Villemin, Chauveau, Conheim, Arloing, Koch, Cornil, Verneuil, Babès; le lupus ne prend que dans certains milieux appropriés.

Le lupus est donc une tuberculose locale. Mais cette variété de tuberculose présente quelque chose de spécial. En effet, elle n'arrive pas à tuberculiser le lapin, à moins que l'on n'inocule cet animal dans la chambre antérieure de l'œil. Elle n'arrive pas à tuberculiser le cobaye, à moins que l'on n'inocule cet animal dans le péritoine ou d'après ma méthode dermo-épiploïque.

En outre, pour réussir, il faut inoculer de gros morceaux de lupus.

Enfin cette tuberculose consécutive à l'inoculation de produits lupeux évolue lentement.

Le lupus doit donc être considéré comme une tuberculose tégumentaire peu virulente, peu riche en agents pathogènes, en général distincte de la tuberculose vulgaire classique par ses caractères spéciaux qui peuvent se résumer ainsi :

1° Petit nombre de bacilles;

2° Nécessité d'inoculer de gros morceaux ;

3° Nécessité d'inoculer dans un milieu favorable;

4° Nécessité d'inoculer un animal favorable ;
5° Lenteur de l'infection de l'animal.

Ces caractères spéciaux, ce peu de virulence de la variété de tuberculose tégumentaire désignée sous le nom de lupus vulgaire, dépendent-ils seulement comme je l'ai écrit depuis 1883, et comme l'a ultérieurement dit Nocard, de ce que le lupus renferme peu de bacilles ? Faut-il au contraire admettre, comme Arloing semble vouloir le supposer, que la scrofulo-tuberculose dont le lupus est une des branches, est occasionnée par un virus spécial ou tout au moins distinct du virus tuberculeux ordinaire par les qualités de sa virulence.

Les faits que j'ai observés me portent plutôt à admettre que, dans l'état actuel de la science, le lupus doit être considéré comme une tuberculose peu virulente, mais en somme comme une tuberculose.

La nature tuberculeuse est, on peut le dire, aujourd'hui nettement établie pour la plupart des lupus : voici dans quelles conditions se présente l'ensemble des lésions.

Un grossissement faible permet de constater l'épaississement du derme et la présence dans son épaisseur de petits amas jaunâtres disséminés correspondant au centre des nodules macroscopiques. — Des traînées de cellules embryonnaires existent le long des vaisseaux et des conduits glandulaires. Les dimensions des dépressions interpapillaires sont notablement augmentées, leur profondeur est considérablement accrue ; les saillies papillaires de la peau paraissent exagérées. L'aspect de ces éléments ainsi modifiés donne quelquefois à la coupe des figures présentant de grandes analogies avec celles de l'épithélioma tubulé.

Les amas jaunâtres, arrondis, transparents, couleur sucre d'orge, qui correspondent aux nodules tuberculeux, peuvent se voir dans toute l'épaisseur du derme et même dans l'hypoderme. Un fort grossissement permet d'y relever la présence de follicules tuberculeux nettement caractérisés, particulièrement riches en cellules géantes. — La dégénérescence caséeuse de ces éléments est la voie qui conduit à l'ulcération du lupus.

Le réseau de Malpighi, le stratum lucidum, la couche cornée ne présentent, dans les premiers temps de la lésion, qu'un léger degré d'épaississement ; quand l'ulcération est sur le point de se produire, la couche granuleuse de l'épiderme subit la dégénérescence caséeuse ; l'épiderme s'amincit et desquame.

Le follicule tuberculeux ressort nettement constitué par ses trois groupes d'éléments caractéristiques : la cellule géante au centre, plus en dehors les cellules épithéloïdes, plus en dehors encore les cellules lymphoïdes constituant la zone d'envahissement.

Dans la peau atteinte de lupus comme dans les organes, c'est au niveau des réseaux capillaires les plus minces, de ceux qui entourent les glandes, que les nodules tuberculeux débutent, s'accumulent, apparaissent plus nets ; de là l'inflammation tuberculeuse s'étend et envahit le tissu conjonctif voisin, suivant de préférence le voisinage, la gaine lymphatique des vaisseaux. Aussi voit-on souvent signalée par les auteurs la présence des follicules tuberculeux autour des organes munis d'un réseau capillaire fin, autour des follicules pileux, des glandes sébacées, des glandes sudoripares ; les cellules embryonnaires sont accumulées en traînées le long de la paroi externe des vaisseaux sanguins.

On le voit, au fur et à mesure que la connaissance des lésions anatomiques qui caractérisent une affection tuberculeuse se perfectionne, devient plus précise; au fur et à mesure aussi, la nature tuberculeuse du lupus vulgaire, du lupus de Willan se révèle plus incontestable, s'affirme davantage ; ainsi l'anatomie et la physiologie pathologiques viennent confirmer, démontrer la vérité, l'exactitude de l'opinion que nos maîtres dans les hôpitaux, MM. Vidal et Besnier, défendaient déjà au nom de la clinique.

Mais le lupus paraît occuper, dans l'échelle de la tuberculose, un degré tout à fait inférieur, comme le disait mon maître, E. Vidal, à la Société médicale des hôpitaux, en 1884, lorsqu'il proclamait que la tuberculose par excellence de la peau était la tuberculose ulcéreuse. Le professeur Leloir, on vient de le voir, reconnaît dans la tuberculose de la peau trois types de virulence croissante, dont le lupus serait le terme le moins virulent et la tuberculose vraie de la peau le terme le plus virulent ; les gommes scrofulo-tuberculeuses occuperaient une situation intermédiaire.

Les auteurs sont rares qui se refusent aujourd'hui à reconnaître la nature tuberculeuse de la plupart des lupus de Willan ; il en est cependant encore, et de première autorité. Voici ce qu'écrit le professeur Kaposi : « Selon moi, les faits recueillis jusqu'à ce jour ne suffisent pas pour faire disparaître les lignes de démarcation, et on doit continuer à reconnaître au lupus la signification d'un processus morbide indépendant. Aujourd'hui comme autrefois, je suis forcé de poser comme postulatum d'un diagnostic clinique exact, que le lupus se distingue toujours aussi nettement de la scrofulose et de la tuberculose que de la syphilis ou de la lèpre. » Et ailleurs : « Selon moi, tous les faits énoncés ne suffisent nullement, bien que je les regarde, somme toute, comme justes pour trancher la question dans le sens de l'identité... et dans le sens de la tuberculose. »

Étude clinique. — Le nodule tuberculeux constitue la lésion clinique fondamentale du lupus vulgaire dont il est la lésion initiale ; il apparaît souvent fort net même dans les anciennes cicatrices ; il reste manifeste pendant tout le cours de l'évolution morbide dans un certain nombre de cas et alors le diagnostic de l'affection est des plus faciles. Mais, il s'en faut qu'il en soit constamment ainsi ; assez fréquemment le tubercule lupique échappe à notre observation, soit que développé dans les profondeurs du derme, il se trouve dissimulé dès ses débuts par la profondeur même de la situation qu'il occupe dans la peau, soit encore qu'il se trouve masqué par les lésions concomitantes survenues au niveau de la peau. Il est d'habitude, en effet, qu'un certain nombre de lésions réactionnelles se développent dans la peau en même temps que le tubercule, infiltration inflammatoire ou de nature tuberculeuse, infiltration colloïde, épaississement éléphantiasique de la peau ; altérations épithéliales pityriasiformes, psoriasiformes ; lésions impétiginoïdes ou acnéiformes ; ulcérations avec croûtes ; végétations papilliformes, épaississement corné de l'épiderme, œdèmes aigus ou chroniques ; le tubercule peut être perdu au milieu de ces différentes lésions et le diagnostic est rendu difficile.

De l'importance de ces différentes lésions, de leurs combinaisons multiples résultent un certain nombre de formes du lupus ; l'accentuation des tendances ulcéreuse ou atrophique cicatricielle viendra encore modifier l'aspect. La tendance ulcéreuse en particulier est un élément considérable dans l'histoire du lupus et dans

la détermination de ses formes, dans laquelle il y a
lieu d'établir deux branches fort dissemblables, le
lupus à tendance ulcéreuse ou exedens et le lupus sans
tendance ulcéreuse ou lupus non exedens, puis arrivent
les variétés plane, végétante, hypertrophique, exfo-
liante, etc. ; nous allons passer successivement en
revue ces différentes formes de la maladie.

LUPUS NON EXEDENS

Lupus plan. — Quand les tubercules lupiques, isolés
ou réunis en petites masses, plus ou moins profondément situés dans le derme, sans grande réaction périphérique, forment un petit nodule sans saillie notable
au-dessus du niveau de la peau, la lésion a reçu le
nom de lupus plan; le type de cette variété est le lupus
plan du centre de la joue des jeunes enfants ou des
adolescents.

Souvent, au début, et pendant une période assez
longue, ces placards lupiques ne dépassent pas les
dimensions d'une lentille, d'une pièce de vingt centimes ; mais, à la longue, ils peuvent acquérir des
dimensions plus considérables; atteindre, dépasser le
volume d'une pièce de deux, de cinq francs; occuper
une grande partie, la presque totalité de la face.

La plaque ne forme pas saillie ou bien elle est très
peu saillante; mais la palpation permet de sentir, à
son niveau, une infiltration manifeste et plus ou moins
profonde du derme.

Sa couleur est rougeâtre, brunâtre; sa surface est
lisse, tendue, brillante, vernissée ; à travers l'épiderme,
on aperçoit par transparence les nodules tuberculeux.
Chez un certain nombre de malades, la desquamation

de l'épiderme enlève à la surface sa transparence et empêche de distinguer les tubercules perdus dans l'épaisseur de la plaque d'infiltration ; cette desquamation est tantôt *pityriasiforme*, tantôt *psoriasiforme* et peut entraîner à une erreur de diagnostic un observateur non prévenu des aspects différents que la tuberculose cutanée peut prendre.

Les bords sont nettement arrêtés, sans saillie appréciable et tranchent d'une façon bien distincte sur la peau saine avoisinante.

L'infiltration, qui constitue la plaque du lupus plan, peut virer vers la variété *colloïde* et alors la lésion prend une transparence particulière plus ou moins accusée, gélatineuse, due à l'infiltration colloïde de la peau.

L'accroissement des plaques peut se faire de deux manières différentes : quelquefois par la confluence de petites plaques, éloignées les unes des autres, distinctes à leur début, qui viennent se fusionner en grandissant ; le plus souvent, par le développement successif à la périphérie de la plaque primitive de nouveaux tubercules, qui ne tardent pas à se fusionner avec elle.

Par suite de la tendance naturelle de tout lupus à la transformation cicatricielle, les plaques quelque peu anciennes présentent ordinairement, dans leur partie centrale, l'aspect d'une cicatrice blanche ou d'un gris jaunâtre, lisse, polie, très légèrement déprimée. Autour de cette partie centrale aux apparences cicatricielles évolue une couronne plus ou moins large, de couleur rougeâtre ou brunâtre, légèrement surélevée, présentant tous les caractères que nous avons vus appartenir à la lésion en pleine activité ; à la partie la plus externe de la lésion existe un semis plus ou moins rouge de tubercules lupiques de nouvelle formation ; c'est la zone active du mal; son envahissement excentrique progressif amène l'agrandissement graduel de la plaque; celle-ci persiste ainsi indéfiniment, envahissant par sa périphérie de nouvelles étendues de la peau au fur et à mesure que sa partie centrale subit la **régression cicatricielle.**

L'extension de cette variété de lupus peut être excessivement lente et le foyer peut persister pendant des années en un même point sans présenter de modifications sensibles.

Ces plaques de lupus sont généralement indolentes ; elles peuvent être le siège de tension, de prurit, d'ardeur, de démangeaisons plus agaçantes qu'intenses. Il existe une sensibilité manifeste à la pression au niveau des nodules tuberculeux ; quand on presse avec le doigt à la surface de la plaque, le malade ressent un certain nombre de petits points douloureux correspondant à ces nodules. Les douleurs spontanées paraissent éveillées par les poussées congestives, qui se produisent fréquemment au niveau de la plaque lupique et correspondent à une activité plus grande du travail morbide.

Le lupus plan débute souvent dans les premières années de la vie, entre la troisième et la sixième année ; il occupe alors une surface très limitée de la peau, ne dépasse pas les dimensions d'une pièce de cinquante centimes. Après quelques années d'existence, il s'atrophie, disparaît, laissant à sa place une dépression cicatricielle plus ou moins accusée. La guérison peut être définitive ; mais il n'est pas rare qu'après nombre d'années de silence, un réveil se fasse au niveau de la cicatrice ou dans son voisinage ; en pareil cas, si on ne relève pas avec soin les antécédents du malade, si on ne rétablit pas son passé pathologique, on est conduit à considérer comme un lupus primitif ce qui n'est en réalité qu'un réveil à distance d'une lésion depuis longtemps silencieuse.

Il ne faudrait pas croire que le lupus même de l'enfance évolue toujours d'une façon heureuse et doive arriver, à un moment donné, à une période de silence; il est beaucoup plus habituel de le voir persister pendant dix, vingt, quarante ans, pendant la vie entière: tantôt alors il ne s'étend que très lentement et reste pour ainsi dire localisé à la région circonscrite primitivement atteinte; tantôt, au contraire, il s'étend incessamment et arrive progressivement à atteindre des régions étendues.

Lupus élevé. — Le lupus élevé, que les dermatologistes s'accordent à considérer comme une variété végétante de la forme précédente, est caractérisé par la production, à la surface de la plaque malade, de saillies indolentes, molles, de résistance élastique. Ces saillies atteignent le volume d'un grain de chènevis, d'un pois, d'une noisette, voire d'une noix ; généralement, elles ne se fondent pas complètement ensemble, mais sont séparées les unes des autres par de petits sillons très distincts. Ces saillies, réunies par groupes, constituent des plaques de forme habituellement arrondie, des cercles, des segments de cercles ou bien des figures irrégulières.

La base d'implantation des nodosités lupiques est large: leur extrémité libre est mousse ; c'est ainsi qu'elles se présentent sous la forme d'un pois, d'une noisette coupée en deux et adhérente à la peau par sa surface de section. C'est le *lupus proeminens végétant* (WILSON).

Le professeur Leloir insiste sur ce fait que les tubercules les plus saillants, quelle que soit leur élévation, n'arrivent jamais à se pédiculiser, contrairement à ce qui s'observe dans la lèpre.

Les plus grosses masses tuberculeuses sont constituées par la fusion d'un certain nombre de nodosités plus petites.

Les tubercules sont assez souvent un peu déprimés à leur centre (VIDAL) et plus mous à ce niveau (HEBRA, KAPOSI).

La palpation, la pression digitale perpendiculaire au derme permet, chez un certain nombre de malades, de constater la présence de nodules lupeux profonds, dont la présence ne se révèle par aucune saillie, ni par aucun changement de coloration, qui, par suite de leur situation profonde, de l'infiltration, de l'hyperhémie ou de l'œdème lymphangitique qui les masquent, passeraient inaperçus sans la palpation (LELOIR).

Le lupus élevé végétant s'accompagne ordinairement de réactions vives, de lésions concomitantes intenses de la peau, injections vasculaires très accusées, infiltration profonde du derme et de l'hypoderme, œdèmes lymphatiques, qui contribuent à donner à la lésion des aspects fort dissemblables suivant les cas.

Quand on étudie les différents points de la surface d'un lupus végétant, il est habituel d'y retrouver le nodule tuberculeux aux différents âges de son évolution ; à la périphérie ou dans les points déjà parvenus à la rétraction cicatricielle, on voit des nodules tuberculeux intra-dermiques, non surélevés, avec la couleur et la transparence que nous avons appris à connaître en étudiant le lupus plan ; dans les parties végétantes, ce sont des nodules en pleine prolifération, quelques-uns ulcérés, les autres avec les caractères du tubercule végétant.

Les parties végétantes sont séparées des parties saines par une zone rouge livide violacée, infiltrée, mollasse.

Il est des régions où le lupus prend plus volontiers la forme végétante ; et celle-ci y acquiert des développements considérables. C'est ainsi qu'on peut voir le lobule du nez, siège de prédilection de cette forme, converti en une tumeur du volume d'une noix, d'une petite orange et même davantage (lupus exubérant de Fuchs) ; les ailes du nez, la cloison sont englobées dans la tumeur, mais les orifices restent dilatés. Une croûte vert noirâtre recouvre la plus grande partie et semble au premier abord constituer une masse importante de la lésion ; cependant, quand on la détache, on voit qu'elle est fort mince et ne forme qu'une pellicule à la surface de la lésion. Quand on l'arrache, on met à découvert une masse fongueuse, papillomateuse représentant une surface rouge, muriforme.

Les lèvres sont souvent le siège d'un processus analogue, la lèvre supérieure en particulier ; elle est alors convertie en une masse volumineuse, fongueuse, recouverte d'une croûte mince.

Dans le lupus de la face, quand la vascularisation est très marquée, il résulte un aspect semblable à celui de l'acné rosée tuberculeuse. Les nodosités saillantes, séparées par des espèces de vallées, déforment le masque et lui donnent un aspect qui, dans certains cas, rappelle beaucoup celui de la lèpre ; cette analogie d'aspect ne surprend qu'à moitié, quand on pense que la lèpre est, comme la tuberculose, une maladie parasitaire, bacillaire.

Lupus éléphantiasique. — Les phénomènes inflammatoires, les troubles circulatoires, qui accompagnent le développement des tubercules dans la peau, peuvent conduire à une infiltration, à un épaississement, à une sclérose des tissus avec hypertrophie des parties simulant plus ou moins complétement le tableau clinique de l'éléphantiasis des Arabes. C'est surtout aux membres inférieurs et à la face que s'observe cette forme de lupus.

La jambe est épaissie, doublée, triplée de volume ; elle représente un cylindre massif où les cavités et les saillies naturelles du cou-de-pied et du pied ont disparu ; l'aspect général rappelle celui du pied de l'éléphant. Le dos du pied est gonflé, le pied est élargi ; dans le cas de lésion ancienne, la distinction des doigts peut avoir complètement disparu ; l'infiltration du pied, au fur et à mesure qu'elle se développe, comble d'avant en arrière l'espace interdigital jusqu'à le supprimer complètement de telle sorte qu'à un moment donné les doigts ne sont plus indiqués que par de légers sillons occupant la partie antérieure de la masse cylindrique qui représente le pied et par la persistance des ongles à ce niveau. C'est, en effet, une des particularités caractéristiques de l'affection que cette conservation de l'ongle alors que les doigts ont disparu, englobés dans la masse hypertrophique.

Avant d'en arriver à ce degré extrême de déformation du pied causé par l'effacement des doigts et leur englobement dans la masse totale, il existe une période, pendant laquelle les doigts, déjà raccourcis, mais encore nettement distincts, sont entraînés en différents sens, déviés de leur position naturelle.

Un sillon profond sépare la jambe du dos du pied.

La peau est sèche, mate, tendue, luisante ; l'épiderme

est par places, mince, brillant, épaissi, ichthyosi-
que. Sur certains points, la surface du membre se
couvre de végétations verruqueuses ; des excroissances frambœsoïdes se forment, grandes comme une
pièce de cinq francs, comme le dos de la main, rouges,
hautes de plusieurs millimètres, dures, mamelonnées,
fendillées, saignant facilement, cachant de petits foyers
purulents, véritables plaques de lupus scléreux (VIDAL),
elles peuvent être revêtues d'un épiderme épais, sec,
corné, constituant des plaques typiques de lupus corné
(VIDAL); ces plaques occupent de préférence les régions
inférieures et externes, périmalléolaires du membre.

Des ulcères se produisent, plus ou moins profonds,
qui peuvent pénétrer jusqu'à l'os nécrosé. Des cicatrices
se dessinent, étendues, plates ou déprimées.

La peau tendue, dure, résistante, ne se laisse plus
plisser; à travers elle, cependant, on peut sentir les os
de la jambe épaissis, réguliers ou bosselés. Le pied est
généralement étendu sur la jambe; les tissus épaissis
et rétractés diminuent, annihilent plus ou moins les
mouvements de l'articulation du cou-de-pied, des doigts
quand ceux-ci ne sont pas encore englobés dans la
masse générale.

Dans la peau ainsi altérée, on peut encore souvent,
sinon constamment, retrouver en quelques points des
tubercules lupiques à différentes périodes d'évolution,
principalement dans les régions limitrophes.

Aux membres supérieurs, la dégénérescence éléphantiasique et papillomateuse est moins accusée qu'aux
membres inférieurs, mais les déformations de la main
et des doigts sont plus accentuées. Les brides cicatricielles, les ulcérations, les courbures vicieuses des doigts
par ankylose vraie ou fausse, les nécroses osseuses avec

fistules oblitérées ou non, amènent des déviations considérables, faciles à reconnaître.

Le lupus éléphantiasique des membres serait difficile à reconnaître s'il ne s'accompagnait pas le plus souvent de lupus d'autres régions, de cicatrices caractéristiques ou de lésions strumeuses manifestes.

A la face, les traits disparaissent, les joues forment deux masses flasques et pendantes, donnant au doigt qui les presse une sensation d'empâtement ou mieux de résistance élastique. Les paupières sont énormément tuméfiées, et les yeux, relégués au fond des orbites, s'aperçoivent à peine ; le rétrécissement de l'orifice palpébral gêne considérablement la vision.

L'ouverture de la bouche s'est rétrécie par l'intumescence énorme des lèvres. Les oreilles ont un volume double de celui qu'elles présentent à l'état normal ; le lobule de l'oreille est soudé à la peau du cou ; son sillon de séparation s'efface comme nous avons vu les sillons interdigitaux s'effacer aux pieds et aux mains.

La coloration générale de la face est rouge violacée, livide, érysipélatoïde.

La verge peut aussi acquérir, dans le cas de lupus hypertrophique, un volume double ou triple de celui qu'elle présente à l'état normal. Ce qu'il y a de plus remarquable dans ces cas, c'est l'hypertrophie de glandes sébacées sur ces parties et des follicules pileux du scrotum (BAZIN).

Peut-être le lupus fait-il partie des accidents qui ont été décrits sous le nom d'esthiomène de la vulve ; mais il est difficile de dire exactement aujourd'hui pour quelle part il rentrait dans les accidents décrits sous ce nom et dont la plus grande part est évidemment attribuable à des affections d'origine vénérienne.

Les causes qui paraissent susceptibles de faire passer le lupus à la forme éléphantiasique, sont les inflammations répétées, les congestions, les lymphangites conduisant à l'œdème chronique, les poussées érisypélatoïdes à répétition. On a encore invoqué la grossesse, les affections cardiaques, la station debout, les varices, quand il s'agit des membres inférieurs.

Il est certain que, chez la plupart des malades atteints de lupus éléphantiasique, on voit se produire à des époques plus ou moins rapprochées, assez fréquemment chez la plupart des sujets, des poussées de lymphangite réticulaire avec rougeur, chaleur, et souvent fièvre, à la suite desquelles on constate une augmentation persistante des membres, une induration scléreuse qui constituent une nouvelle étape dans l'aggravation de l'intensité de la lésion.

Le début de l'affection se fait par la production d'un œdème chronique auquel viennent s'ajouter successivement la sclérose, les processus végétants locaux et ulcéreux ; l'accroissement est précipité par la répétition des poussées de lymphangite, qui laissent derrière elles un nouvel épaississement, une induration plus marquée.

La maladie peut naître autour d'un abcès froid, d'une gomme scrofuleuse, d'une pustule, d'une carie osseuse ; succéder à des poussées eczématiformes comme M. Vidal l'a signalé ; quelquefois l'exagération des accidents a paru coïncider avec la production du flux menstruel.

Lupus exedens. — Sous le nom de lupus exedens, on a décrit celui qui aboutit à la production d'ulcérations d'une certaine importance ; c'est ainsi que le lupus scléreux, que nous avons étudié au chapitre des tuberculoses inoculées, n'est point considéré comme un lupus ulcéreux bien qu'on trouve toujours un certain nombre de petites ulcérations dans le fond des sillons qui sillonnent sa surface, mais celles-ci ne sont pas assez importantes pour qu'on accorde à cette variété de lupus le titre d'ulcéreux, d'exedens.

Le lupus ulcéreux n'est pas une forme particulière de lupus; c'est l'aboutissant d'un certain nombre de variétés de la maladie; quelques variétés, telles que le lupus plan tuberculeux, tantôt sont ulcéreuses, tantôt ne le sont pas, conduisent ici à l'atrophie simple, là à l'ulcération; d'autres, telles que le lupus impétigineux, le lupus rupioïde, conduisent fatalement aux ulcérations notables et sont essentiellement exedentes.

Nous avons déjà appris à connaître le lupus tuberculeux non ulcéreux; voyons comment se comportent les variétés ulcéreuses et principalement les lupus à apparence pustuleuse.

La *forme pustuleuse* du lupus (lupus tuberculeux gommeux à petits foyers de Besnier, lupus impetigo rodens de Devergie, scrofulide pustuleuse de Hardy) se présente dans deux conditions différentes; ici, sur une plaque d'infiltration rouge de la peau, une multitude de petites pustules, grosses comme la tête d'une épingle, se développent; elles durent huit à quinze jours, se rompent et laissent échapper un liquide visqueux qui se concrète en croûtes jaunâtres. Dans d'autres cas, les pustules sont plus volumineuses, isolées, renferment un mélange de pus et de sang et donnent naissance après leur rupture à une croûte noirâtre. A cette période, la lésion saillante du lupus est une croûte, tantôt d'une blancheur éclatante ou jaunâtre, tantôt noirâtre par le mélange d'une certaine quantité de sang. Ces croûtes sont très adhérentes ; en les faisant tomber, on met à nu des ulcérations peu profondes, à bords irréguliers, à fond rouge pâle, blafard, souvent recouvertes de bourgeons charnus mollasses. Rarement ces ulcérations sont recouvertes de fausses membranes grisâtres analogues à celles des ulcères syphilitiques.

La croûte du lupus pustuleux peut être du type rupia : On peut rencontrer chez un même malade, comme expression du lupus, une ou plusieurs croûtes rupiformes, isolées ou cohérentes, de couleur brune ou noirâtre, encadrées dans un bord surélevé et entourées d'un cercle rougeâtre. Le diagnostic, en quelques cas, devient très difficile avec les syphilides de type analogue et serait presque impossible, si quelque autre lésion, si quelque stigmate scrofulo-tuberculeux ou syphilitique ne venait donner indirectement la note juste au diagnostic. Ce sont formes du lupus capables de conduire facilement à une erreur de diagnostic et de faire penser plutôt à une affection syphilitique le médecin incomplètement initié à la connaissance des aspects multiples que la tuberculose cutanée peut revêtir.

Le lupus impétigineux, ou mieux impétiginiforme, le lupus rupioïde, formes humides de l'affection, sont dus à une sorte de processus exsudatif aigu, se passant dans les couches superficielles de la peau, et donnant lieu à la formation d'un grand nombre de petits nids ou de lacs purulents intra-épidermiques gros comme des têtes d'épingle, de petites pustules impétiginiformes plus ou moins confluentes ; celles-ci en se rompant laissent échapper un liquide séropurulent, parfois sanguinolent, dont la dessiccation produit des croûtes jaunâtres ordinairement, parfois brunâtres, rondes, plates, ou légèrement élevées, adhérentes, qui recouvrent l'ulcération lupeuse et prennent facilement l'aspect rupioïde.

Les différentes variétés du lupus pustuleux affectent volontiers une marche rapidement ulcéreuse ; c'est, en tout cas, une maladie aux allures rapides, à l'évolution aiguë, soit qu'elle tourne aux processus ulcéreux graves, soit qu'elle aboutisse à la guérison, terminaison obtenue avec une facilité relative chez la plupart des malades traités.

Le lupus pustuleux peut creuser en profondeur ; mais ses ravages sont ordinairement moindres que ceux qui succèdent aux formes tuberculeuses du lupus.

Le lupus impétiginiforme, pustuleux, est, comme toutes les autres formes de lupus, indolent.

La cicatrice qui succède à la chute des croûtes est d'abord congestive, violacée ; puis elle devient de plus en plus anémique, blanche ; finalement la surface cicatricielle de guérison est inégale, réticulée comme celle d'une brûlure un peu profonde.

Le lupus de forme pustuleuse occupe beaucoup plus souvent le nez, le front, quelquefois les joues ; ce n'est que rarement qu'on le rencontre sur les membres.

Pour le professeur Hardy, le lupus scléreux de M. Vidal, ne devrait être considéré que comme une variété de lupus pustuleux. Le lupus scléreux de Vidal, tuberculose verruqueuse de Riehl et Paltauf, scrofulide verruqueuse de M. Hardy, débute toujours par des pustulettes, renferme dans ses interstices de petites ulcérations miliaires et le processus végétant ne se montre qu'après le processus ulcéreux, à la période initiale comme au cours de l'extension ; aussi ce processus pustuleux devrait, d'après le professeur Hardy, être mis au premier plan dans la définition de cette variété de lupus; les bourgeons durs, verruqueux qui ont valu à l'affection le nom de tuberculose verruqueuse, de scrofulide verruqueuse (HARDY), ne sont qu'un phénomène secondaire consécutif ne devant pas servir à définir la lésion.

Lupus tuberculo-ulcéreux. — Quand le lupus tuberculeux conduit à l'ulcération, au lieu de devenir le siège d'une résorption interstitielle simple conduisant à la production d'un tissu cicatriciel, il subit la fonte caséeuse, le ramollissement progressif et s'ouvre comme une gomme, c'est-à-dire que la peau du sommet du nodule tuberculeux s'amincit progressivement jusqu'à ce qu'enfin elle cède, se déchire et laisse échapper la matière caséeuse que le nodule renfermait; ainsi se trouve formée l'ulcération tuberculeuse, cratériforme à ses débuts et qui se recouvre d'une croûte jaunâtre, relativement épaisse et adhérente. Le processus se rapproche des formes pustuleuses, mais avec un degré d'acuité moindre. C'est une forme plus atone de la tuberculose dans laquelle les phénomènes inflammatoires sont moins accusés; mais qui entraîne à sa suite des désordres plus considérables; l'une est plutôt caséeuse; l'autre, plus franchement suppurative.

Quelle que soit la lésion, tubercule ou pustule, qui a précédé l'ulcération lupique, celle-ci présente un certain nombre de caractères toujours les mêmes.

Les bords de cette ulcération sont érodés, non taillés à pic, comme usés à la pierre ponce; la jonction entre l'ulcération et la peau avoisinante se fait par une pente douce.

La peau limitrophe est violacée, livide, ou de couleur

jaune ou brune, tendue, infiltrée, plus ou moins transparente ; les tissus, à ce niveau, sont mous et présentent les caractères de l'infiltration lupique ; ils peuvent être notablement tuméfiés. L'épaississement de la peau limitrophe est particulièrement accusé dans certaines régions telles que la face, le nez, la lèvre supérieure. Quelques ulcérations lupiques ont des bords légèrement décollés.

La surface de l'ulcération ne dépasse pas ou dépasse fort peu le niveau de la peau avoisinante ; par suite de l'infiltration des tissus sur lesquels elle repose, la surface ulcérée peut être légèrement surélevée au-dessus des tissus normaux.

La surface ulcérée est de forme ronde, ovalaire, plus ou moins régulièrement cerclée ; en général peu déprimée. Ses bords sont parfois occupés par des bourgeons mollasses.

Le fond est gris jaunâtre, lardacé, ou tire sur le rouge pâle ou brunâtre ; sa surface est légèrement irrégulière, quelquefois bourgeonnante, couverte de bourgeons mollasses : elle saigne facilement. Le tissu en est mou, spongieux et se laisse aisément dilacérer, comme le tubercule lui-même, dont il n'est qu'une émanation. On peut rencontrer, au-dessous de l'ulcère, une épaisseur de un, deux, trois centimètres de ce tissu facilement dilacérable. Quand on saisit la région malade entre les doigts, on constate que les tissus sous-jacents à l'ulcération sont infiltrés et sans élasticité, quelquefois jusqu'à une grande profondeur. La base de l'ulcération est mobile au-dessus des tissus sous-jacents ; dans le cas d'infiltration profonde, elle peut adhérer aux tissus sous-jacents, voire aux muscles, au périoste, aux ligaments avoisinants.

La surface de l'ulcération fournit un liquide louche,
un pus mal lié, sanieux, quelquefois sanguinolent; ce
liquide renferme des globules de pus, des détritus granuleux, un nombre plus ou moins considérable de
microbes de la suppuration; il est tout à fait exceptionnel qu'on y rencontre des bacilles, et son examen
ne peut guère servir à établir le diagnostic de la
lésion. Ce liquide, en se desséchant, donne lieu à la
formation de la croûte qui recouvre et masque habituellement l'ulcération.

La surface de l'ulcération peut devenir le siège d'un
bourgeonnement excessif; elle se recouvre de saillies
blafardes, de bourgeons mollasses, saignants, dont
l'abondance donne naissance à des masses d'aspect
frambœsiforme. De tels bourgeonnements se distinguent de ceux du lupus papillomateux primitif par la
mollesse, l'aspect fongueux, le saignement facile de
toute la masse.

La croûte qui revêt l'ulcération lupeuse, surtout à
ses débuts, est mince, jaune grisâtre, ou gris blanchâtre; plus tard, surtout quand elle a été arrachée à
plusieurs reprises par le malade, elle devient épaisse,
jaune brunâtre ou verdâtre, voire noirâtre, ce qui
est dû au mélange du sang avec les liquides fournis
par la surface de l'ulcération; elle peut revêtir un
aspect ostréacé, rupioïde.

Ces croûtes sont adhérentes et peuvent être enchâs-
sées dans la peau comme un verre de montre dans son
cercle.

L'étendue de l'ulcération que la croûte revêt correspond ordinairement assez exactement à la surface même
de cette croûte; mais on peut trouver au-dessous de
celle-ci un mélange de surfaces ulcérées et de surfaces

légèrement cicatrisées; en pareil cas, les dimensions de l'ulcération sont beaucoup moindres que celles de la croûte.

Les tendances ulcéreuses du lupus s'accusent surtout chez les sujets à allures lymphatiques, aux chairs molles et humides, à la peau pâle et bouffie, aux lèvres démesurément tuméfiées. La tendance ulcéreuse du lupus ne s'exerce pas toujours de la même façon; l'ulcération peut, tout en restant peu profonde, s'étendre rapidement en surface : cela constitue la variété du lupus dit *serpigineux;* le lupus peut avoir une tendance très accusée à creuser en profondeur tout en n'envahissant que des étendues peu considérables en surface : c'est le lupus *térébrant;* enfin le lupus peut détruire rapidement de grandes étendues de tissus, gagnant à la fois en profondeur et en surface : c'est le lupus *rorax.*

Lupus serpigineux. — L'extension du lupus serpigineux se fait tantôt d'une façon lente, tantôt d'une façon rapide. Les bords sont irrégulièrement arrondis, sinueux, dentelés, polycycliques, c'est-à-dire constitués par une série de fragments de cercles. Ils présentent des dents arrondies correspondant au prolongement des segments de cercles au milieu des tissus sains, des encoches formées par l'intersection de cercles d'un diamètre relativement petit. La bande ulcéreuse limitrophe du lupus serpigineux ne constitue pas fatalement une ligne continue, elle peut être formée par une série de fragments de cercles, séparés les uns des autres par des surfaces cicatrisées.

Le lupus ulcéreux serpigineux est remarquable par la vitalité de la zone périphérique d'envahissement et la rapidité de cicatrisation des parties primitivement enva-

hies. Pendant que les parties centrales primitivement
atteintes, premièrement ulcérées se cicatrisent, on voit
à la périphérie de la lésion une bande ulcéreuse, de
forme générale arrondie, de disposition plus ou moins
régulière, envahir avec une rapidité très variable les
tissus sains avoisinants. Cette zone active est ordinairement subdivisée en deux zones nettement tranchées ;
la plus externe est constituée par une peau violacée,
infiltrée, au niveau de laquelle il est souvent possible
de relever l'existence d'un certain nombre de nodules
tuberculeux, d'ulcérations petites ; en dedans de cette
zone aux aspects inflammatoires, une seconde zone
concentrique est formée par une croûte jaune, noirâtre,
brunâtre, tantôt adhérente, tantôt soulevée et à moitié
détachée par le pus; cette croûte recouvre une ulcération en bande étroite présentant les caractères que nous
avons vus appartenir à l'ulcération lupique ; au centre
existe la surface plus ou moins étendue du tissu cicatriciel.

Le lupus ulcéreux serpigineux peut parcourir dans
son extension progressive des surfaces très étendues;
mais il n'occupe jamais à la fois des portions considérables de l'enveloppe cutanée, le travail de cicatrisation
suit de près le travail d'ulcération, de si près que
l'ulcération se présente toujours sous forme de bandes
étroites, plus ou moins longues, mais n'ayant générale-
lement pas plus d'un centimètre de diamètre; cette
bande, dans sa migration incessante, peut parcourir des
régions entières et étendues; c'est ainsi qu'on la voit
parcourir la face, le cuir chevelu, le cou, descendre sur
le thorax, occuper successivement une grande étendue
du tronc ou des membres, conservant pendant tout le
temps son peu de profondeur, laissant derrière elle une

cicatrice qui recouvre toutes les parties touchées au cours de cette migration. Au milieu du tissu cicatriciel, on rencontre assez souvent de petites taches jaunes, légèrement saillantes, un peu indurées; ce sont des nodules tuberculeux, qui montrent que le processus actif n'est pas absolument éteint même au niveau de la cicatrice et qu'un certain nombre de points de celle-ci n'attendent qu'une occasion pour s'ulcérer de nouveau, entraînant quelquefois, par suite de ce travail cicatriciel, des délabrements, des déformations considérables.

La cicatrice qui succède au lupus ulcéreux serpigineux, est au début rougeâtre, violacée; elle blanchit rapidement et reste inégale, irrégulière, parcourue par des brides plus ou moins nombreuses, entre-croisées, qui lui donnent l'aspect d'une cicatrice de brûlure. Devergie a signalé la tendance que possède la cicatrice du lupus ulcéreux à rester boursouflée, hypertrophique, contrairement à celle du lupus non exedens, qui est atrophique, lisse : vraie dans une certaine mesure, cette proposition ne peut être acceptée d'une façon générale.

Lupus térébrant. — Le lupus térébrant se caractérise par la profondeur de l'ulcération qu'il occasionne; celle-ci est taillée à pic; sa surface est jaunâtre, lardacée ou fongueuse, végétante, couverte de bourgeons charnus mollasses et saignants. Son extension est rapide. Dans les cas intenses, rien n'arrête la marche envahissante d'un tel lupus; elle détruit successivement et sans se ralentir, tissus fibreux, cartilages, ligaments, aponévroses, muscles; le tissu osseux lui-même ne résiste pas à son pouvoir destructeur.

Le plus souvent le lupus térébrant occupe la face, il débute par l'intérieur des narines; le nez est rouge, gonflé, luisant, légèrement sensible à la pression ; il survient une petite croûte soit à la partie interne de l'aile du nez, soit dans l'angle de réunion de l'aile avec la cloison des narines d'où irradiera le travail destructeur.

La maladie peut, débutant encore par la pituitaire, détruire la sous-cloison et même une partie de la cloison du nez avant de gagner la peau. Quant il attaque la voûte palatine, un tel lupus provoque la carie et la désintégration du plan osseux, amène la perforation de la cloison qui sépare la cavité buccale de la cavité nasale, fait communiquer la bouche avec les narines ; d'où une altération caractéristique de la voix, le passage des aliments et des boissons de la bouche dans les narines.

Quand le début se fait par l'extérieur, un point isolé, rouge, saillant, se montre sur la peau de l'aile du nez ; bientôt ce petit tubercule se ramollit, s'ulcère ; en très peu de temps, l'aile du nez est trouée, perforée de part en part ou bien échancrée sur son bord libre.

L'ulcération lupique est entourée d'une peau violacée, livide, œdématiée, molle, présentant tous les caractères de l'inflammation tuberculeuse molle. Une croûte noirâtre, irrégulière, sèche, adhérente, recouvre ordinairement l'ulcération.

Le *lupus vorax* n'est qu'une variété grave du lupus térébrant.

La croûte qui revêt l'ulcération du lupus vorax, est remarquable par son épaisseur. De couleur jaune verdâtre ou brune noirâtre, elle adhère fortement aux tissus sous-jacents ; elle fait une saillie considérable, prend l'aspect ostréacé, rupioïde ; ses proportions dépassent de beaucoup celles des croûtes du lupus exedens superficiel. Ces croûtes si épaisses n'appartiennent guère qu'au lupus profondément ulcéreux et permettent d'en prévoir à première vue l'existence, avant même qu'on ait fait tomber la croûte pour voir ce qu'elle recouvre.

La croûte est bordée par une zone de peau rouge violacée, lie de vin, tuméfiée, œdémateuse, constituée par des tissus mous, profondément infiltrés; cet état de la peau indique l'atteinte profonde portée aux téguments par cette variété de lupus; l'importance de cette zone limitrophe donne pour ainsi dire, à première vue, l'échelle de gravité de chaque cas particulier.

Dans les formes les plus caractérisées du lupus vorax, l'ulcération est le siège d'une suppuration sanieuse abondante; par places elle se couvre de bourgeons charnus, pâles, misérables, saignant facilement; par places, le fond est jaunâtre, granuleux, constitué par la matière lupique typique.

Dans les formes graves du lupus que nous venons d'étudier, la lésion primitive peut être une vésicule eczémateuse, une pustule, une papulopustule, une bulle de rupia, un groupe de pustules ecthymatiques ou de petites bulles, le tubercule cutané simple à allures gommeuses.

Après la chute de la croûte, qui cache à première vue la lésion, les délabrements causés par le lupus vorax sont considérables. A la face, par exemple, on découvre une vaste ulcération avec destruction plus ou moins profonde de la peau, de la charpente fibro-cartilagineuse du nez; au centre, deux ouvertures séparées par une cloison. Le bout du nez, la moitié, les deux tiers de l'organe peuvent être ainsi emportés par le travail de destruction. La voûte palatine détruite donne lieu à une perforation qui fait communiquer la bouche avec les fosses nasales.

La commissure labiale peut disparaître au milieu du travail destructeur et donner lieu à un agrandissement considérable de la bouche qui gêne d'un façon notable le travail de la mastication. La lèvre détruite laisse à nu une gencive enflammée, rougeâtre, fongueuse, saignante. Ailleurs la formation d'une cicatrice avec adhérence des deux lèvres entraîne à sa suite une atrésie plus ou moins prononcée de l'orifice buccal.

La paupière, comprise dans le travail de destruction ou entraînée en ectropion par une cicatrice vicieuse, laisse l'œil découvert et sans défense; à la suite de ce manque de protection de l'organe visuel, on voit survenir des conjonctivites rebelles, des ophtalmies graves, la perte de l'œil. Au milieu de tels désordres l'habileté protectrice de la nature se manifeste quelquefois de la façon la plus patente, et des suppléances remarquables s'établissent. Lailler a vu, chez deux malades dont la paupière inférieure avait été détruite par un lupus, la paupière supérieure s'allonger et descendre à tel point qu'elle suffisait à couvrir seule le globe oculaire ; j'observais encore, ces jours derniers, un cas du même genre. — Plus souvent les deux paupières se soudent entre elles et tout fonctionnement oculaire se trouve supprimé.

Aux extrémités des membres, le lupus vorax peut provoquer de véritables mutilations : il peut amener la destruction complète des doigts, en provoquer l'amputation et la chute; c'est le *lupus mutilant*.

Le professeur Leloir croit qu'on aurait tort de confondre le lupus vorax et le lupus phagédénique; il faut, pour lui, réserver la qualification de vorax pour le lupus, qui, rongeant en surface et en profondeur, marche lentement et n'arrive qu'après un temps prolongé à causer des délabrements considérables; il faudrait réserver la qualification de phagédénique pour le lupus, qui, évoluant avec rapidité, d'une façon suraiguë, arrive à détruire en quelques mois, en quelques semaines, des portions étendues de tissus.

Maintenant que nous connaissons les principales formes du lupus exedens et du lupus non exedens, jetons un regard d'ensemble sur l'allure générale de cette affection.

L'étude que nous venons de faire du lupus, montre que c'est là une affection essentiellement destructive, et, pour exercer le pouvoir destructeur qui est sa caractéristique, cette affection possède deux manières de procéder : tantôt le nodule tuberculeux ne s'ulcère pas, il présente simplement une tendance à l'atrophie, à la transformation fibreuse, et c'est au milieu de cette transformation fibreuse que les tissus se trouvent détruits, sans suppuration, sans dégénérescence caséeuse manifeste, sans ulcération. Tantôt, au contraire, le processus est suppuratif ou dégénératif, caséeux, essentiellement ulcéreux, profondément destructeur, et c'est par destruction massive des tissus que l'affection procède.

A la première forme du processus se rattache, en particulier, le tubercule sec, le nodule tuberculeux typique du lupus plan; la seconde débute tantôt par un nodule tuberculeux typique, qui, à un moment donné, se ramollit et s'ulcère ; tantôt, et le plus souvent, par une lésion aux apparences humides, eczématiforme, impétiginiforme, bulleuse.

Dans les formes non ulcéreuses, des modifications

plus ou moins profondes de l'épithélium, un épaississement plus ou moins marqué de l'épiderme vient
souvent, surtout dans les périodes avancées du mal,
cacher en partie, dissimuler plus ou moins complètement la lésion principale. Cette hyperkératose, accompagnée ou non d'un certain degré de desquamation,
donne à la lésion un aspect pityriasiforme, psoriasiforme; elle arrive parfois à former un revêtement
massif et considérable comme dans le lupus corné
sclérosé.

Dans les formes ulcéreuses, c'est par la production
d'une croûte que l'ulcération se trouve masquée; cette
croûte, généralement plus étendue que la lésion, adhère
fortement aux tissus sous-jacents; elle est le plus souvent jaune grisâtre, mince; mais, dans les cas graves,
elle devient épaisse, ostréacée, colorée en brun noirâtre
par le sang.

La production d'un tissu cicatriciel est l'aboutissant
ultime du lupus, qu'il se soit ou non accompagné, à un
moment donné, de la production d'ulcérations.

Dans le lupus non exedens, c'est-à-dire dans celui qui
ne s'est pas accompagné de la production d'ulcérations,
le nodule tuberculeux s'atrophie à un moment donné;
il devient le siège d'une résorption interstitielle; celle-ci
se produit en même temps au détriment des lésions
inflammatoires développées autour du tubercule et au
milieu desquelles il se trouve plongé. A la suite de ce
travail de résorption, il se produit dans la région que le
tubercule occupait, une cicatrice blanche, lisse, plus ou
moins déprimée au-dessous des tissus sains environnants.

C'est au moment où le travail de résorption commence, alors que la cicatrice se prépare, que les altéra-

tions épidermiques s'accentuent, que se dessinent les modifications de l'épithélium, les desquamations qui donnent à la surface du lupus un aspect pityriasiforme, psoriasiforme, eczématiforme.

Dans un certain nombre de lupus, le travail de réparation, de guérison s'accompagne de la production d'une quantité excessive de tissu fibreux, c'est le *lupus sclérosé;* il est caractérisé par la formation, au niveau que le tubercule occupait, d'un tissu dur, résistant, lardacé, criant sous le scalpel. Au lieu que la cicatrice soit mince et souple, comme dans les cas ordinaires, elle est ici indurée dans une plus ou moins grande partie de son étendue, sans souplesse; au palper, on constate que l'épaisseur du tissu fibreux est considérable; une même cicatrice peut être sclérosée par places, souple et normale dans d'autres points. La surface de cicatrisation d'un tel lupus est tantôt lisse, tantôt bosselée et irrégulière, suivant que la sclérose s'est produite en masse ou seulement par points, suivant que le tissu scléreux s'est développé surtout dans la profondeur ou à la surface du derme et de l'épiderme.

Il est fréquent d'observer dans les cicatrices du lupus plan des grains de *milium* dus à l'oblitération d'un certain nombre des glandes sébacées de la peau et à l'accumulation du sébum à leur intérieur; ces nodules de milium se présentent sous forme de granulations résistantes, globuleuses, de couleur blanche, dont le volume ne dépasse pas celui d'un petit grain de millet; ils sont disséminés dans toute l'étendue de la cicatrice. Leur situation est superficielle, sous-épidermique. On distingue facilement ces granulations des nodules tuberculeux, qui sont situés plus profondément, ne sont pas aussi nettement enkystés et globuleux, sont de consistance molle, ont une couleur sucre d'orge et non blanche, plâtreuse. Le volume des tubercules est généralement plus considérable que celui des grains de milium.

Il faut bien avoir présent à l'esprit que ce lupus sclérosé n'a rien de commun avec le lupus scléreux du docteur Vidal. (Voir page 19.) Le lupus sclérosé est un mode de terminaison, de guérison du lupus non exedens (LELOIR); le lupus scléreux est une variété, une modalité particulière de la tuberculose cutanée. Le professeur Leloir a montré qu'il existe entre ces deux états pathologiques une différence capitale; le premier n'est pas inoculable aux animaux, il est incapable de provoquer chez eux une tuberculose générale ou locale, quel que soit le mode d'inoculation adopté; le second, tout au contraire, provoque facilement l'explosion d'une tuberculose expérimentale; le premier est donc la suite d'une tuberculose éteinte, un tissu fibreux banal; il ne possède plus la virulence tuberculeuse; le second, au contraire, représente une tuberculose en activité; il y a entre ces deux états une différence du tout au tout.

Le mode de production, les résultats de la transformation fibreuse diffèrent sensiblement dans le lupus non exedens et dans le lupus exedens. Dans le lupus non exedens, le processus est plutôt atrophique, se produit insensiblement et donne lieu à une cicatrice lisse et mince. Dans le lupus exedens, le travail de cicatrisation est précédé d'une modification d'aspect de l'ulcération; celle-ci, qui était jaune grisâtre, blafarde, devient rosée, se couvre de bourgeons charnus rouges, prend les aspects d'une plaie de bonne nature, et bientôt la cicatrisation s'opère, débutant par la périphérie, gagnant progressivement les parties centrales, rétrécissant de plus en plus le champ de l'ulcération jusqu'à ce qu'elle arrive à sa suppression totale. La cicatrice ainsi produite n'a pas l'aspect lisse, la surface unie de la cicatrice qui succède au lupus non exedens ; elle est souvent inégale, irrégulière, traversée par des brides entre-croisées, plissée, gaufrée, quelquefois saillante dans sa totalité ; au lieu d'être déprimée, elle présente de grandes analogies avec les cicatrices qui succèdent aux brûlures. Devergie avait résumé ces différences d'aspect en disant que la cicatrice du lupus exedens est hypertrophique, tandis que celle du lupus non exedens est atrophique ; prise dans son ensemble, cette proposition renferme une grande part de vérité, mais il faut savoir que certains lupus ulcéreux sont suivis de cicatrices lisses et unies tout comme le lupus non exedens.

Il ne faudrait pas croire qu'une fois la cicatrisation survenue au niveau que le lupus occupait, tout travail pathologique est à jamais clos à ce niveau. Un certain nombre de cicatrices subissent la transformation chéloïdienne dans une plus ou moins grande étendue de leur surface ; en ce point, on voit tout d'abord un léger degré de tuméfaction se produire ; puis le niveau du tissu cicatriciel s'élève de plus en plus au-dessus du niveau normal ; finalement un bourrelet à surface unie se développe, formant une saillie de plusieurs millimètres, de consistance ferme et élastique, aux apparences cicatricielles, de couleur blanche ou légèrement rougeâtre ; la surface est dépourvue de poils. L'hypertrophie chéloïdienne s'arrête le plus souvent, à un moment donné, et la cicatrice persiste avec les caractères que nous venons de lui voir.

A côté de cette transformation chéloïdienne, et

comme complication plus sérieuse, il faut mentionner
le réveil du processus tuberculeux dans l'épaisseur
même de la cicatrice. C'est, en effet, chose commune,
courante, de voir pendant longtemps des tubercules
se reproduire dans le tissu cicatriciel. Ces tubercules se montrent ordinairement avec les caractères
typiques, dimension d'un grain de sable à un grain de
chènevis, transparence, couleur sucre d'orge, manque
de toute saillie au-dessus de la peau ; ces nodules
tuberculeux sont généralement d'une sensibilité très
accusée, beaucoup plus marquée que celle qu'on
observe dans les tubercules initiaux ; ces cicatrices
sont aussi le siège de poussées congestives éphémères
qui s'accompagnent de sensations de tension également très pénibles pour les malades. Le réveil de la
tuberculose, au niveau de la cicatrice, se présente
quelquefois sous l'aspect pustuleux, impétigineux,
rupioïde, et peut aboutir à une nouvelle ulcération.
Mais, quelle que soit la forme présentée par le nouveau
tubercule, un fait est remarquable, c'est l'indifférence
du tissu cicatriciel au contact du tubercule qui l'a
envahi ; dans la plupart des cas, le tubercule reste à son
niveau nettement isolé, absolument distinct, comme en-
kysté ; il ne provoque plus autour de lui ces réactions,
ces infiltrations inflammatoires diffuses que nous avons
vues l'accompagner et le masquer dans la tuberculose
primitive de la peau.

Quand le tissu cicatriciel a amené la guérison apparente du lupus, il ne faut, on le voit, pas s'endormir à
la vue de cette guérison apparente ; il faut bien savoir
que la production tuberculeuse peut se réveiller d'un
instant à l'autre dans un point ou dans un autre ;
il faut savoir que la cicatrice même peut subir,

pour son propre compte, des transformations graves telles que la végétation chéloïdienne; il faut surveiller, surveiller pendant longtemps, les cicatrices de guérison du lupus pour parer à ces accidents dès leur première apparition et en empêcher le développement trop considérable.

La production de la cicatrice entraîne, chez un certain nombre de malades, des complications graves; c'est ainsi qu'à la face il peut entraîner l'ectropion, la rigidité des lèvres, et comme conséquences l'impossibilité d'occlusion de l'œil ou de la bouche avec leurs suites, inflammations de l'œil, perte incessante de la salive, gêne de l'alimentation; ailleurs c'est l'atrésie des orifices naturels qu'on observe. La nature, dans un certain nombre de cas, arrive à compenser ces troubles fonctionnels; c'est ainsi que Lailler a montré que, dans le cas de rétraction de la paupière inférieure, la paupière supérieure pouvait s'allonger au point de compléter l'occlusion de l'œil, à laquelle sa congénère ne contribuait plus suffisamment.

Aux membres, il peut résulter de la production de cicatrices étendues ou placées en un point désavantageux des perturbations considérables de fonctionnement, telles que ankyloses plus ou moins complètes, déviations, entraînements, chevauchements des doigts les uns sur les autres.

Le lupus est une affection essentiellement locale, une tuberculose locale par excellence; il peut rester limité pendant des années sur le point où il a pris naissance sans que l'économie présente aucune autre altération pathologique, sans qu'aucun organe ne soit en souffrance; chez la plupart des malades, le lupus même très étendu n'exerce aucune influence sur la santé générale qui reste excellente ; la constitution n'est en rien atteinte. Cependant les cas ne sont pas rares où des complications sérieuses, graves même, se produisent chez les malades atteints de lupus et paraissent naître sous l'influence et comme conséquence de ce dernier.

Un élève de mon collègue, M. Besnier, le docteur Renouard, a pu relever un chiffre de 33 tuberculoses pulmonaires plus ou moins avancées sur 87 malades atteints de lupus ; le professeur Leloir, sur 17 lupeux, a constaté 10 fois la tuberculose pulmonaire, 1 fois une tumeur blanche du genou. Bender, sur 159 cas, trouve 99 fois des signes de tuberculose actuelle ou antérieure. Doutrelepont a signalé des faits de tuberculose méningée consécutive au lupus. Tardivel, Rendu ont insisté sur la fréquence de la tuberculose pulmonaire chez les lupiques, Thibierge n'a jamais vu, dans les hôpitaux généraux, les malades atteints de lupus venir consulter pour une maladie autre que la tuberculose à localisation ¡pulmonaire ou péritonéo-intestinale (THIBIERGE, in *Revue des sciences médicales*, 1891, XXVII, 660).

Quelques auteurs, M. Besnier, en particulier, ont signalé la possibilité d'infections tuberculeuses rapides, tuberculose miliaire aiguë du poumon, méningite tuberculeuse, à la suite de certaines interventions thérapeutiques dirigées contre le lupus. C'est là question importante sur laquelle nous reviendrons quand nous parlerons du traitement de cette maladie. Sans avoir à apporter une proportion numérique difficile à établir, je dois reconnaître qu'à côté des tuberculeux pulmonaires nettement caractérisés, on rencontre chez les lupiques un certain nombre de tousseurs habituels qu'en dehors de l'existence de leur lupus on considèrerait comme de vulgaires tousseurs, comme de simples catarrheux et qui sont, suivant toute vraisemblance, des tuberculeux chroniques sans signes stéthoscopiques nettement dessinés et chez qui la tuberculose n'est arrivée en 15, 20 ans, à provoquer que quelques lésions scléreuses, quelques tubercules enkystés ne donnant à l'auscultation et à la percussion que des symptômes insuffisamment accusés pour qu'on ose affirmer la tuberculose pulmonaire. Pour de tels malades, il y a toujours à se demander si la tuberculose pulmonaire si peu accusée a précédé ou suivi la naissance du lupus : que la tuberculose pulmonaire soit antérieure ou consécutive, qu'elle soit indépendante ou provoquée par une infection ayant trouvé son origine dans le lupus, la coïncidence de la tuberculose pulmonaire avec le lupus est un fait assez commun.

Chez un certain nombre de malades on voit se développer dans la région du lupus des adénites tuberculeuses, qui paraissent bien dues à une infection partie du foyer lupique.

Le pronostic du lupus est toujours assombri par la possibilité des infections tuberculeuses secondaires. Mais, même en ne tenant pas compte de ces complications possibles, le pronostic de l'affection en elle-même est toujours grave; la guérison spontanée est fait absolument exceptionnel; cette guérison ne s'obtient jamais sans qu'une cicatrice indélébile persiste dans le point que le lupus occupait; des lésions secondaires graves, des mutilations épouvantables peuvent résulter de l'évolution de la maladie, atrésies des orifices, ectropion, destruction plus ou moins étendue du nez, etc., etc... Certaines formes malignes sont absolument rebelles à tous les traitements. Dans les cas les plus simples, le traitement est presque toujours pénible et de longue durée. Les récidives sont fréquentes, répétées, opiniàtres chez quelques malades. Il faut cependant reconnaître que l'affection, diagnostiquée dès ses débuts, traitée dès lors activement, cède encore assez rapidement et souvent d'une façon définitive.

Les formes aiguës, ulcéreuses sont de toutes les plus graves ; elles laissent à leur suite les destructions toujours étendues, des cicatrices difformes. Les formes végétantes, hypertrophiques, non destructives, sont susceptibles, malgré les déformations considérables qu'elles occasionnent à leur période active, de guérir sans entraîner à leur suite de difformités trop accusées, des cicatrices trop irrégulières et désagréables à la vue. On est souvent étonné de voir combien des malades, chez qui les déformations du visage étaient effrayantes avant le traitement, présentent après guérison un facies très acceptable, quelquefois des cicatrices attirant à peine l'attention et rien de plus.

Le lupus est une affection du jeune âge ; le lupus plan, plutôt de l'enfance ; le lupus ulcéreux, de l'âge adulte ; mais l'âge avancé ne met pas absolument à l'abri de son atteinte.

Affection souvent primitive, le lupus peut apparaître secondairement à une autre affection tuberculeuse ; sans compter les malades atteints de tuberculose pulmonaire antérieurement à l'apparition de leur lupus, il n'est pas rare de voir celui-ci se développer autour d'une ancienne fistule tuberculeuse, d'une gomme ou d'une adénite tuberculeuse, d'une affection osseuse de même nature.

Diagnostic. — Les lésions de la syphilis présentent dans nombre de cas de grandes analogies avec celles du lupus.

Les *syphilides tuberculeuses* en groupe rappellent par leur groupement, par leur couleur, le lupus tuberculeux ; comme lui, elles ne s'accompagnent d'aucune réaction locale et générale ; mais les tubercules syphilitiques sont plus durs, plus franchement bruns, moins violacés ; leur évolution est plus rapide ; le tissu, qui les entoure, ne prend pas une part active au processus pathologique comme dans la tuberculose cutanée ; il n'est pas enflammé, infiltré, tuméfié. Les localisations de la syphilis sont plus variables, plus souvent multiples. Le tubercule lupique est plus petit, miliaire, couleur cuivre jaune ou sucre d'orge, mou et peu résistant à la dilacération ; très vasculaire, il saigne abondamment après dilacération ; la pression, exercée à sa surface, provoque une sensibilité vive et assez particulière (Besnier) ; il ne s'accumule pas aussi franchement vers les bords de la plaque morbide, il est rare qu'on ne rencontre pas un certain nombre de tubercules semés irrégulièrement dans les parties centrales de celle-ci.

Les *syphilides pustulo-crustacées* sont parfois très difficiles à distinguer du lupus impétiginiforme ou rupiacé. La croûte de la syphilide est d'une couleur verte spéciale, non enchâssée dans le derme ; elle est plus saillante, plus inégale, plus dure ; l'ulcération, qu'elle recouvre, est nettement arrondie ; ses bords sont taillés à pic ; la surface de l'ulcère est recouverte d'une membrane grisâtre. Les cicatrices consécutives sont moins profondes, sont entourées d'une auréole brunâtre ; la marche de l'éruption est plus rapide que dans la scrofule ; le processus ulcéreux est plus nettement limité à la périphérie, réniforme, suivant l'expression de Kaposi. Malgré ces bases, dans quelques cas, le diagnostic est tellement incertain que c'est seulement en tenant compte des accidents antérieurs ou concomitants, syphilitiques ou autres, qu'on arrivera à établir un diagnostic de probabilité; souvent même ce n'est qu'en étudiant les effets d'un traitement anti-syphilitique d'essai qu'on arrivera à se faire une opinion.

La *lèpre tuberculeuse* ne s'observe que chez les malades qui ont habité certains pays; ses lésions sont ordinairement plus diffuses. Des plaques érythémateuses peuvent précéder les tubercules; ceux-ci sont plus volumineux que ceux du lupus, plus durs, élastiques, brunâtres, cuivrés, parsemés d'arborisations vasculaires; ils sont le siège d'une anesthésie très accusée. Les lésions de la lèpre peuvent aussi s'accompagner de paralysies, d'atrophies, de névrites.

La recherche du microbe causal dans le pus fourni par les ulcérations, dans un fragment de tissu enlevé pour permettre la biopsie, dans la sérosité des vésicatoires (Kalindero) pourra éclairer le diagnostic.

L'épithélioma est quelquefois d'autant plus difficile à distinguer du lupus qu'il vient volontiers se greffer à sa surface et il n'est pas toujours facile de distinguer la lésion surajoutée de la lésion première. Les bords de l'épithélioma sont durs, cartilagineux, granuleux, perlés, déchiquetés, renversés. L'épithélioma est plus douloureux que le lupus, le siège d'élancements, de douleurs; les ganglions lymphatiques de la région se prennent plus rapidement. Ses bourgeons saignent facilement; la surface est plus rouge, grumeleuse. La base est nettement indurée. L'épithélioma a souvent été précédé d'une verrue séborrhéique bien connue du malade. Dans le cas de dégénérescence épithéliomateuse du lupus, la surface malade perd ses caractères lupiques pour prendre ceux de l'épithélioma : dépressions et végétations saignantes, surface irrégulière, sécrétion sanieuse, fétide de la surface, revêtement crémeux, base indurée ; bords surélevés, taillés à pic, renversés en dehors, de dureté squirrheuse, ailleurs affaissés, moins indurés, de niveau avec les parties voisines ; douleurs lancinantes ; accroissement rapide ; adénopathie ; cachexie.

Le lupus des membres est volontiers squameux et serpigineux ; il peut alors rappeler le *psoriasis* circiné. Les lésions du psoriasis sont le plus habituellement multiples, occupent, en même temps que la face, le cuir chevelu, les coudes, les genoux. Les squames du psoriasis reposent sur des papules, qui saignent quand on détache la squame ; elles sont nacrées, moins adhérentes que celles du lupus. La surface de la lésion est plus uniforme, sans tubercules accusés.

L'*impétigo* simple a en général une marche plus rapide que le lupus impétiginiforme ; ses pustules sont plus petites, plus nombreuses ; ses croûtes sont jaunes, flavescentes, molles, peu épaisses ; l'éruption occupe des régions plus étendues, elle envahit souvent plusieurs parties du corps à la fois. Il y a accompagnement de phénomènes subjectifs : chaleur, cuisson, démangeaisons. Les ulcérations consécutives sont très superficielles et ne donnent lieu à la formation d'aucune cicatrice.

L'*eczéma chronique* s'accompagne d'infiltration dure de la peau ; ses limites sont moins nettes ; on ne rencontre pas à la surface des nodules analogues aux tubercules du lupus, de points d'un tissu mollasse facile à dilacérer avec l'aiguille. La surface de la lésion est plus suintante ; les croûtes, minces, faciles à détacher, ne recouvrent pas de véritables ulcérations.

Les tubercules du *sycosis* parasitaire sont plus profonds, sous-cutanés, plus nettement inflammatoires, douloureux. Les poils sont courts, cassés, entourés d'une gaine épidermoparasitaire ; l'examen histologique révèle la présence du tréchophyton.

Dans le sycosis non parasitaire, il est facile de relever la présence d'un poil au centre d'un certain nombre de pustules : ce poil a la racine entourée d'une gaine gélatiniforme. Les lésions sont ordinairement multiples.

L'évolution est rapide. L'affection reste localisée aux régions pileuses et affecte ordinairement une disposition symétrique.

Le diagnostic est très difficile dans la forme décrite par Brocq sous le nom de sycosis lupoïde où l'affection se présente sous forme de placards irréguliers, extensifs et se fait remarquer par la destruction rapide du poil et dans certaines formes d'acné décalvante : on appuiera son opinion sur la limitation de l'affection au système pileux, sur l'absence de tubercules véritables.

II

LUPUS ÉRYTHÉMATEUX

La dénomination de lupus érythémateux a été créée par Cazenave en 1851 ; sous ce nom, le médecin de l'hôpital Saint-Louis décrivait une lésion que Biett avait désignée sous le nom d'érythème centrifuge : celui-ci avait basé sa définition sur la tendance extensive de la maladie, celui-là appuyait la sienne sur la tendance atrophique, qui se dessine presque toujours à un moment donné de l'évolution du mal et qui constitue, comme nous l'avons vu, une des grandes caractéristiques des affections lupiques.

Trois manifestations principales servent à caractériser le lupus érythémateux : la couleur rouge des téguments, comme son nom l'indique ; une desquamation spéciale ; la tendance à la production de l'atrophie cicatricielle, tendance qui a conduit la généralité des médecins à adopter après Cazenave la qualification de lupus pour cette affection.

La prédominance, l'accentuation d'un des deux premiers caractères, le degré de l'érythème, l'intensité de la squame épithéliale donnent au lupus érythémateux des aspects fort différents. Il existe, dans quelques cas, des lupus exclusivement érythémateux : il existe des lupus où les modifications épithéliales prennent le pas et constituent, à première vue, la lésion importante. M. Besnier, pour qualifier ces formes différentes, emprunte ses dénominations aux localisations anatomiques de la lésion et décrit « deux types dermatologiques principaux suivant que les altérations prédominent dans le système vasculaire du derme vague ou, au contraire, qu'elles se limitent plus particulièrement aux appareils différenciés, d'où : *a*) le type vasculaire ou érythémateux ; *b*) le type folliculaire ».

Type érythémateux pur (type vasculaire ou érythémateux simple de Besnier). La rougeur, phénomène saillant de la maladie, est caractérisée cliniquement par le développement de plaques congestives occupant le plus ordinairement la face. La lésion débute par des taches érythémateuses de dimensions petites, de la grandeur d'une tête d'épingle, d'une lentille, qui vont s'élargissant progressivement, dont la coloration et la saillie se dessinent de plus en plus nettement.

La plaque constituée se présente sous la forme d'un disque de dimensions variables, de coloration rouge, s'effaçant presque complètement sous la pression du doigt. La rougeur est permanente; elle augmente momentanément par les impressions morales et par toutes les causes d'excitation générale. Le disque ne présente pas grande épaisseur, grande induration au palper, tout au plus une petite saillie à l'œil; il ne correspond pas à une infiltration accusée du derme ou de l'hypoderme, mais à un simple épaississement superficiel du derme : la couleur de la plaque est d'un rouge rosé, un peu terne, ou de teinte violacée. Le centre est légèrement déprimé, plus brillant et plus pâle; pour peu que la lésion soit quelque peu ancienne, il prend une apparence cicatricielle; car ici, comme dans le lupus tuberculeux, la tendance à la transformation fibreuse fait partie essentielle de l'affection et est une de ses caractéristiques. Vers les bords, il existe chez le plus grand nombre des malades une desquamation par minces lamelles d'un blanc plâtreux, très adhérentes : cette zone squameuse est elle-même encadrée par une bordure rouge. L'extension de la lésion se fait par la progression centrifuge de la zone rouge externe; cette progression peut se faire d'une façon régulière sur toute la périphérie ou marcher d'une façon irrégulière s'accentuant et s'accélérant sur quelques points particuliers de cette périphérie.

La plaque du lupus érythémateux est le siège d'une sensibilité vive, de démangeaisons, de picotements, de cuisson; la pression éveille une sensation de picotement. Les phénomènes douloureux sont beaucoup plus accusés que dans le lupus de Willan. En examinant avec grande attention la plaque érythémateuse du lupus, on remarque qu'elle est traversée par un lacis vasculaire très accusé, dessinant un quadrillage dont les mailles étroites présentent à leur partie centrale un piqueté jaunâtre. De la phériphérie de la tache érythémateuse, on voit se détacher de nombreuses arborisations vasculaires.

Dans le lupus érythémateux pur, les productions épidermiques de la surface sont peu accusées, fortement adhérentes : cette adhérence est due à ce que des prolongements résistants se détachent de leur face profonde et s'enfoncent dans les orifices glandulaires du derme.

L'atrophie centrale de la plaque lupique n'est point fatale ; dans quelques cas typiques de la maladie, la plaque de lupus érythémateux peut arriver à la guérison complète sans qu'il reste, dans la place qu'elle occupait, aucune trace de son passage, une cicatrice même superficielle ; cette cicatrice est, en tout cas, très peu accusée, lisse, blanchâtre, légèrement déprimée, donnant l'impression d'une atrophie plutôt que d'une cicatrice vraie.

La variété érythémateuse pure du lupus envahit assez souvent avec rapidité de grandes étendues de la face, mais elle rétrocède avec la même facilité, sans laisser derrière elle aucune cicatrice, ou en ne laissant que des cicatrices superficielles. Ses récidives sont fréquentes, faciles.

Volontiers le lupus érythémateux revêt le masque de la couperose variqueuse ; la peau est rouge, profondément injectée, parcourue par de nombreuses arborisations vasculaires ; mais, phénomène qui distingue les deux affections, la surface ainsi injectée se couvre, à un moment donné, de ces petites croûtes séborrhéiques

profondément adhérentes qui caractérisent plus particulièrement le lupus folliculaire ; sans ces croûtes, dans
les périodes, dans les zones purement congestives, le
diagnostic ne présente aucun point d'appui permettant
de diagnostiquer d'une manière ferme et à première
vue le lupus et la couperose.

Les formes purement congestives du lupus érythémateux sont les plus rares; beaucoup plus fréquentes
sont les variétés dites folliculaires par M. Besnier;
celles-ci se font remarquer par l'accentuation du revêtement épidermique et parmi elles il convient de ranger
au premier plan le lupus acnéique, séborrhéique.

Lupus érythémato-squameux. Lupus folliculaire (Besnier). *Lupus acnéique.* — Le type acnéique est caractérisé par le revêtement gris plâtreux, plus ou
moins rugueux, sec, adhérent, qui recouvre la plaque
lupique. Il correspond à l'herpès crétacé de Devergie,
à l'acné atrophique de Chausit, à la scrofulide cornée
ou acnéique du professeur Hardy. Voici en quels termes
l'éminent observateur expose les caractères cliniques
de cette variété du lupus érythémateux :

« Le lupus acnéique se présente sous la forme de
taches d'un gris sale, quelquefois entourées d'une
auréole violacée, légèrement saillantes au-dessus de la
peau, de forme assez régulièrement arrondie. La surface
est hérissée d'une multitude de petites aspérités qui
donnent à la main la sensation d'une râpe. Ces aspérités
sont formées par une matière sébacée concrète dont
l'extrémité profonde se prolonge à l'intérieur du canal
excréteur des conduits sébacés ; ceux-ci sont élargis,
entr'ouverts ; en détachant les concrétions sébacées, on
aperçoit l'orifice du canal sébacé dilaté et béant.

« A un moment donné, les productions sébacées se

détachent et ne se reproduisent plus, les plaques s'affaissent et sont remplacées par une cicatrice déprimée bien qu'il n'y ait pas eu ulcération. »

La description du professeur Hardy indique nettement en quoi consistent les modifications caractéristiques du lupus acnéique, séborrhéique. C'est une plaque érythémateuse dont le centre est occupé par une squame plus ou moins épaisse, qui masque complètement la rougeur érythémateuse qu'elle recouvre ou qui permet seulement de l'entrevoir par places. Cette squame, grisâtre, plâtreuse, est très adhérente; on ne la détache que très difficilement; au-dessous d'elle on trouve les orifices glandulaires distendus; ces orifices, avant l'arrachement de la squame, étaient occupés par des prolongements que celle-ci envoyait dans leur intérieur et qui contribuaient à établir son adhésion. La squame est formée par une combinaison de la sécrétion sébacée et des produits épidermiques, constituant une masse friable qui s'effrite par le grattage.

Autour de la portion squameuse se dessine un cercle présentant les caractères du lupus érythémateux simple, coloration rouge foncée ou violacée constituant à la lésion une auréole caractéristique. Les bords de la plaque sont quelquefois très saillants, surélevés, découpés, festonnés.

L'aspect crétacé de la croûtelle qui recouvre la plaque de lupus érythémateux, est surtout accentué à la face; il est souvent encore très net sur les oreilles, sur la face dorsale des mains et des doigts; il s'atténue et perd de sa netteté dans les lupus séborrhéiques du cou, du thorax.

L'enduit peut être gras, jaune, croûteux, rappelant l'acné sébacée concrète; c'est cette variété qui a reçu le nom de *lupus séborrhéique* ou séborrhagique; elle est ordinairement discrète, occupe le lobule ou une partie du dos du nez, la cavité de la conque.

Le revêtement squameux du lupus érythémateux ne se présente pas toujours sous cette forme d'une squame granuleuse, séborrhéique, acnéiforme, reliée aux tissus sous-jacents par les prolongements qui se rendent de sa face profonde dans les conduits glandulaires : chez un certain nombre de malades, il se forme des squames, plus volumineuses, grisâtres ou noirâtres, *pityriasiformes*, de véritables lamelles épidermiques *psoriasiformes;* on voit aussi la lésion prendre un aspect finement grenu, qui rappelle celui de certains eczémas, l'affection est dite alors *eczématiforme*.

Il n'est pas rare de rencontrer chez un même malade des lésions de l'un et l'autre type; certaines plaques sont érythémateuses acnéiques; d'autres se recouvrent de squames minces, pityriasiformes; d'autres, de squames plus volumineuses, psoriasiformes.

Aux formes mixtes appartiennent les *variétés érythématoïdes*, dont la disposition rappelle par ses aspects multiples celle des érythèmes polymorphes.

L'état des tissus sous-jacents fournit une notion très importante dans l'histoire de la maladie.

Certaines plaques lupiques ne s'accompagnent d'aucune infiltration importante du derme : quand on essaie de plisser la peau à leur niveau, le pli se forme facilement et la peau a conservé un degré de souplesse, une élasticité presque normaux. Dans d'autres cas, au contraire, les tissus sous-jacents à la plaque sont profondément infiltrés; quand on essaie de plisser la peau, on ne peut y arriver et on constate que le derme est épaissi dans une profondeur d'un ou deux centimètres. Les infiltrations superficielles appartiennent, en général, aux formes diffuses, relativement peu graves et peu rebelles de la maladie ; les infiltrations profondes se rencontrent dans les formes localisées, rebelles, graves, que nous étudierons plus loin d'une façon détaillée.

Lupus pernio. — Chez les jeunes sujets, il est fréquent de rencontrer des formes du lupus érythémateux présentant les plus grandes analogies avec les lésions de l'engelure, ce genre de lupus paraît même naître plus volontiers chez les sujets prédisposés aux engelures, de même que le lupus séborrhéique se produit plus volontiers chez les sujets prédisposés à la séborrhée. Ce lupus asphyxique, genre pernio, occupe les sièges favoris de l'engelure, dos du nez, régions malaires, pavillon de l'oreille, dos des mains. Les formes érythémateuses de cette variété de lupus seraient souvent difficiles, impossibles à reconnaître des engelures simples, si d'autres manifestations lupiques, tendance atrophique par exemple, lupus caractérisé d'une autre région, ne venaient éclairer le diagnostic par leur coïncidence. Le plus souvent, ce lupus pernio est nettement dessiné dans une partie de son étendue et, en pareil cas, les modifications épithéliales, les concrétions plâtreuses, acnéiformes se joignent aux altérations atrophiques cicatricielles pour éclairer le diagnostic.

Le lupus pernio, asphyxique présente une tendance nécrosique très prononcée ; sur un ou plusieurs points de sa surface se produisent de petites eschares, dont la réparation augmente l'importance des surfaces cicatricielles.

Des combinaisons diverses de l'érythème, de la croûte épithéliale, de l'atrophie cicatricielle, de l'infiltration dermique et hypodermique du lupus érythémateux résultent des formes innombrables dont nous n'avons fait que signaler les principales, érythémateuse, acnéique, séborrhéique, pernio, exanthématoïde, etc.

La polymorphie du lupus érythémateux est, comme le disent MM. Besnier et Doyon, à ce point étendue qu'il n'est pas une seule de ses formes ou de ses variétés qui n'ait été décrite et dénommée comme une affection propre et distincte. Seuls les progrès de la clinique ont permis de réunir en un seul faisceau les types aberrants décrits à part et de constituer l'unité de la maladie.

Quatre éléments, se rencontrant presque toujours dans les différentes formes du lupus érythémateux, ont permis d'effectuer le rapprochement, grâce auquel les types morbides, disséminés dans des descriptions séparées, ont été légitimement réunis en un seul faisceau.

Ces éléments constitutifs et caractéristiques du lupus érythémateux sont :

1º La congestion avec infiltration légère, d'où relève l'érythème qui a servi à qualifier cette variété de lupus;

2º La production à la surface des parties malades de concrétions épithéliales, particulières, plâtreuses, fortement adhérentes à la peau, grâce aux prolongements intraglandulaires qui partent de leur face profonde;

3º La tendance à la production d'atrophies cicatricielles qui appartient à cette variété de lupus comme au lupus tuberculeux et qui fait partie essentielle de l'évolution normale de la maladie;

4º La marche extensive de la maladie.

Le nombre de plaques de lupus érythémateux rencontrées à la fois chez le même malade est extrêmement variable : tel malade n'en aura qu'une plaque unique; tel autre en présentera à la fois un certain nombre disséminées sur le nez, les joues, les oreilles, le cuir chevelu, le cou, les mains : l'éruption pourrait dans quelques cas devenir généralisée, comme Kaposi, Besnier, Hallopeau en ont rapporté des exemples.

Les grandes plaques sont ordinairement formées par la réunion de plusieurs plaques de volume ordinaire.

Différences d'aspect du lupus érythémateux suivant son siège. — L'aspect des plaques présente une certaine variation de caractères suivant la région dans laquelle la lésion a pris naissance.

Le siège de prédilection du lupus érythémateux est *la face;* souvent des plaques multiples et symétriques se développent simultanément sur les pommettes, sur la face dorsale du nez; ces différentes plaques se réunissent, à un moment donné, et constituent par leur réunion un ensemble dont la forme rappelle celle d'une chauve-souris aux ailes étendues dont le corps est représenté par la plaque nasale et les ailes par les plaques géniennes; l'affection, en raison de cette ressemblance, a été désignée sous le nom de *vespertilio*, mot qui en latin signifie chauve-souris.

Les plaques multiples de la face peuvent cependant rester isolées les unes des autres ou se réunir par groupes disséminés au hasard, ne présentant aucune symétrie.

Le lupus, en pareil cas, occupe les divers points de la face, mais il a une prédilection marquée pour le nez, la partie attenante des joues, les oreilles, le cuir chevelu.

Le lupus érythémateux de la face peut être franchement érythémateux, pernio, séborrhéique, acnéique.

Le lupus érythémateux est assez commun au niveau du cuir chevelu, où il détermine une alopécie définitive par la destruction des bulbes pileux. La lésion consiste en une surface atrophique décalvée ressemblant de loin à une plaque péladique, dont elle se distingue par la production d'un tissu cicatriciel très accentué ; souvent aussi les contours sont plus irréguliers, géographiques.

A ses débuts, après qu'on a rasé les cheveux ou mieux encore fait épiler le malade, le lupus érythémateux du cuir chevelu se présente sous l'aspect d'une tache rouge surélevée, caractéristique de l'affection, recouverte ou non de croûtes plâtreuses ; plus tard les cheveux tombent et la calvitie spontanée se produit ; c'est alors que la lésion prend l'aspect peladoïde avec accentuation des caractères cicatriciels.

Le lupus érythémateux est fréquent aux oreilles ; il s'y présente volontiers sous la forme acnéique ; l'atrophie cicatricielle est très accusée ; le pavillon est déformé, criblé de trous cicatriciels, détruit dans une plus ou moins grande partie de son étendue. Le type asphyxique pernio est aussi fréquent à ce niveau.

La lésion présente d'abord les caractères de l'asphyxie cutanée, l'exfoliation crétacée avec cicatrices érodées ; puis, après un certain temps, on voit survenir des points de nécrose qui cèdent la place à des exulcérations bourgeonnantes, superficielles, croûteuses dont la guérison ne se fait qu'après de véritables pertes de substance.

Aux mains, aux doigts, le lupus est surtout érythémateux, affecte le type pernio et ressemble tellement dans quelques cas à l'érythème pernio des engelures que le diagnostic ne saurait être fait, si la coïncidence avec un lupus érythémateux d'une autre région, de la face en particulier, ne venait appeler l'attention sur la nature de la lésion des doigts ; il est cependant à remarquer que le lupus pernio ne disparaît pas pendant l'été comme les engelures. Dans un certain nombre de cas, la production de croûtes plâtreuses, acnéiformes, en quelque point des plaques lupiques, vient donner un point d'appui ferme au diagnostic. La tendance ulcéreuse, cicatricielle est plus marquée dans le lupus que dans les engelures simples ; des nécrobioses peuvent se produire comme sur les oreilles ; M. Besnier insiste sur la coïncidence fréquente de synovites fongueuses, qui existeraient presque dès le début et deviendraient plus accentuées à mesure que la maladie s'accentue et vieillit.

Diagnostic : La *séborrhée concrète* est quelquefois très difficile à reconnaître du lupus érythémateux de la face : ses limites sont en général moins nettes; on n'observe pas l'auréole de coloration violacée qui limite ordinairement la plaque de lupus acnéique; la coloration de l'acné est plus intense, plus vive; la vascularisation est plus accusée; il n'y a pas saillie des bords au-dessus de la peau environnante; on n'observe pas la tendance à la production de surfaces cicatricielles qui fait partie constituante de tout lupus quelque peu ancien et sert à le caractériser. Les squames sont plus graisseuses, moins adhérentes, ne possèdent pas le prolongement profond intraglandulaire propre à la croûte lupique et cause de son adhérence profonde.

Dans l'*acné rosacée*, les limites sont plus diffuses ; la transition des tissus malades aux tissus sains se fait d'une façon insensible et non brusquement; il y a absence de squames adhérentes et présence le plus souvent de pustules acnéiques; la coloration est moins vive : on n'observe pas les plaques disséminées du lupus.

L'*herpès circiné* est une affection à évolution rapide;

le centre n'est pas cicatriciel ; il est permis de relever la présence de vésicules à la périphérie.

Le professeur Fournier a publié l'histoire d'une malade atteinte de *syphilide tertiaire* de la face chez qui le diagnostic de lupus érythémateux avait été porté par des maîtres en dermatologie : la nature vraie de l'affection fut établie parce qu'au moment où la malade allait être soumise, en désespoir de cause, à un traitement chirurgical, l'idée vint de tenter le traitement antisyphilitique qui eut un plein succès.

Les *syphilides érythémateuses circinées* n'ont point la saillie périphérique, les squames granuleuses du lupus érythémateux.

Nous avons déjà vu (pages 104 et 106) les différences cliniques sur lesquelles on peut s'appuyer pour différencier certains lupus des doigts et du cuir chevelu des formes analogues de l'*engelure* et de la *pelade*.

Le *psoriasis* est une affection essentiellement squameuse ; ses squames larges, épaisses, ne sont que rarement copiées d'une façon complète par les squames du lupus érythémateux qui constituent ordinairement des saillies dures, granuleuses, plâtreuses et ne recouvrent pas une papule saignant après leur avulsion, comme on l'observe dans le psoriasis. Le diagnostic n'est cependant quelquefois établi que par la résistance de l'affection au traitement du psoriasis, l'absence de plaques psoriasiques en tout autre point du corps, la production de cicatrices au niveau de la lésion. Les mêmes bases guideront quelquefois aussi dans le diagnostic avec l'*eczéma*.

Les lésions du *lichen* se rapprochent parfois, par leur aspect d'ensemble et leurs rugosités, des saillies du lupus acnéique ; mais on a affaire à de véritables papules et non à des masses cornées se prolongeant à travers les orifices des conduits sébacés comme dans le lupus.

La *marche* du lupus dit érythémateux est extrêmement variable; ici la plaque unique présente une tendance très accentuée à l'extension périphérique rapide, c'est l'histoire du lupus érythémateux qui se développe sur les parties centrales de la face, en offrant cette disposition particulière qui rappelle l'aspect d'une chauve-souris aux ailes étendues et l'a fait désigner sous le nom de vespertilio; ailleurs le lupus sème sur la face et les parties environnantes une série de disques érythémateux indépendants ou conglomérés, qui s'éteignent, se réveillent, cèdent la place à d'autres; l'affection est extrèmement mobile, récidivante et paraît subir d'une façon très manifeste l'influence des saisons. Après plusieurs mois, plusieurs années d'existence, une telle lésion est susceptible de s'éteindre spontanément, quelquefois sans laisser de traces, le plus ordinairement en laissant dans les places qu'elle a parcourues une atrophie indélébile. Ce sont ordinairement les formes superficielles, sans infiltration profonde du derme, qui présentent cette allure mobile.

Certains lupus, au contraire, se localisent au point où ils ont pris naissance; leurs foyers peu nombreux sont irrégulièrement disséminés sur la face, les oreilles, le cuir chevelu, sans aucune symétrie; leur durée est multi-annuelle, indéfinie. Ces lupus reposent ordinairement, contrairement aux précédents, sur une base d'induration profonde et très accentuée.

Aux formes mobiles, mon collègue Brocq a proposé de donner le nom d'érythème centrifuge symétrique; à la forme peu mobile, il est d'avis d'appliquer l'épithète de lupus érythémateux fixe ; le savant dermatologiste pense que cette dernière forme se rapporte à des lésions d'origine généralement tuberculeuse, tandis que la nature tuberculeuse des premières est loin d'être établie.

LUPUS ÉRYTHÉMATEUX GÉNÉRALISÉ

Il est des lupus érythémateux qui se généralisent plus ou moins rapidement à des étendues grandes du corps.

Les plaques nombreuses peuvent occuper des points variés, asymétriques ou quelquefois approximativement symétriques, du visage, du cuir chevelu, du tronc, des membres.

Chez certains malades, la symétrie et la dissémination des foyers, leur caractère partiellement ou totalement résolutif, la marche subaiguë intermittente ou plutôt rémittente de l'affection donnent au lupus érythémateux de faux airs d'érythème polymorphe, d'herpès iris, d'hydroa (BESNIER) et le diagnostic pourrait être difficile ; mais l'on retrouve toujours au niveau de quelques-unes des plaques éruptives les caractères dessinés du lupus érythémateux et, dans les plaques les moins caractérisées, la tendance à l'atrophie centrale.

La variété *iris* se fait remarquer par sa généralisation simultanée à la face et aux extrémités, par la rapidité de son évolution, par la vivacité de l'anneau érythémateux, contrastant avec la pâleur du plateau central que l'on trouve encroûté par l'exsudat, entièrement plâtreux au centre, quand l'élément est petit, et seulement en dedans de l'anneau rouge, quand la surface s'est élargie par un processus rapide. Chaque disque comprend :

a) un plateau central pâle, blanc, squameux ; *b*) immédiatement, un anneau rouge pâle; *c*) et en dehors un anneau rouge vif.

Lorsque les anneaux se rencontrent, leurs bords d'affleurement s'effacent plus ou moins complètement et forment un contour festonné.

A la paume des mains, l'épaisseur de la couche cornée rend la lésion plus fruste et l'anneau érythémateux diffus; mais la desquamation crétacée s'y retrouve nettement.

C'est un chapitre fort intéressant que celui des lupus érythémateux généralisés; Hebra, Kaposi, Besnier, Hallopeau nous ont particulièrement appris à connaître ces formes de la maladie. Le développement peut se faire lentement et d'une manière presque insensible; d'autres fois on observe une éruption aiguë, fébrile, généralisée; l'affection revêt les allures d'une véritable maladie aiguë.

Lupus érythémateux généralisé aigu. — Hébra, Kaposi, Besnier ont montré que, chez certains malades, on peut voir se développer une éruption présentant les caractères objectifs du lupus érythémateux, mais se faisant remarquer par sa tendance à la généralisation, par l'accompagnement d'un mouvement fébrile, de phénomènes généraux graves, conduisant quelquefois à une issue fatale.

En pareil cas, les lésions n'occupent plus seulement la face, le cuir chevelu, les lèvres, le pavillon des oreilles, le conduit auditif : on les voit se développer en grand nombre sur le tronc, sur les membres supérieurs et inférieurs, sur les doigts et les orteils.

Dans des cas heureusement rares, cette généralisation des lésions se fait d'une manière véritablement aiguë, avec accompagnement de fièvre, endolorissement des articulations et épanchements intra-articulaires, douleurs ostéocopes, céphalée nocturne, parfois gonflement érysipélatoïde de la face. Des accidents inflammatoires du côté de l'endocarde, de la congestion pulmonaire ou le développement d'une tuberculose pulmonaire aiguë, l'apparition de l'albuminurie viennent donner à l'affection les caractères de nos grandes maladies infectieuses et le malade succombe rapidement à un état général grave avec phénomènes d'ataxie ou d'adynamie, avec une température dépassant, pendant tout le temps, 40 degrés.

La marche d'une telle affection n'est pas fatalement régulière, continue ; il peut se produire pendant son cours des rémissions qui ne doivent pas faire naître trop vite des espérances trompeuses ; après une accalmie plus ou moins durable, les accidents se réveillent, et, pour avoir résisté aux premières poussées, le malade ne finit pas moins par succomber à la gravité des accidents.

Les congestions pulmonaires à répétitions, l'albuminurie, l'œdème des membres inférieurs peuvent, chez certains malades, accompagner l'évolution de lupus érythémateux étendus et cependant le patient résiste, la maladie se prolonge pendant de longues années : M. Besnier incline à penser que ces formes morbides appartiennent plutôt aux femmes adultes (vingt-cinq à trente-cinq ans).

Quelle est cette infection susceptible de prendre l'intensité de nos grandes maladies infectieuses ?

Quelle relation, quelles analogies existent entre ces formes graves de la maladie et les placards du lupus érythémateux vulgaire ? Jusqu'à quel point ces grandes infections lupiformes relèvent-elles d'une infection microbiotique ou chimique de l'économie? Quel microbe, quelle toxine pénètre dans le sang pour provoquer leur explosion?

Koch, en révélant les effets de la tuberculine sur l'économie, aura peut-être contribué pour une bonne part à faire connaître la pathogénie des accidents.

Les travaux du savant allemand ont montré que le bacille ne doit pas être forcément cherché derrière tous les accidents qui éclatent chez les tuberculeux; les principes chimiques formés dans les foyers tuberculeux, la tuberculine, peuvent devenir une source d'infection et provoquer par leur dissémination des accidents graves. Les injections de lymphe de Koch font naître chez les inoculés des accidents quelquefois très sérieux offrant de grandes analogies avec ceux des formes infectieuses généralisées du lupus érythémateux ; partant il est permis d'admettre que les accidents lupiformes généralisés peuvent être de nature tuberculeuse et il y a lieu de se demander si les formes généralisées graves du lupus ne relèvent pas, au moins pour un grand nombre, non point d'une infection bacillaire, mais d'une affection chimique de nature tuberculeuse.

Lupus érythémateux généralisé subaigu ou chronique. — Non moins intéressantes que les formes aiguës sont les formes généralisées de lupus érythémateux à évolution lente. Je crois qu'il ne sera pas inutile de rapporter ici d'une façon abrégée deux obervations recueillies par mes collègues Hallopeau et Besnier et qui permettront mieux que toute description de saisir l'aspect, la marche de l'affection ; de juger la portée que des maîtres éminents en dermatologie croient devoir donner au lupus érythémateux, qu'ils n'hésitent pas à considérer comme une manifestation de l'infection tuberculeuse.

M. Hallopeau a présenté au mois de novembre 1890 à la
Société de dermatologie une malade dont l'éruption,
d'abord limitée à la face, avait envahi progressivement les
membres et le tronc. Elle se manifestait par des poussées
érythémateuses qu'un prurit intense précédait et accompagnait; elle s'était accompagnée à diverses reprises de production de vésicules et de bulles. L'aspect des plaques
éruptives rappelait celui de l'érythème polymorphe, mais
elles étaient persistantes, leur relief était peu prononcé, la
peau était épaissie et comme infiltrée à leur niveau. A la
peau, la rougeur était uniforme et laissait peu d'intervalles
de peau saine; au cuir chevelu existaient plusieurs plaques
d'alopécie incomplète; les cheveux persistants étaient atro-
phiés. Le diagnostic d'érythème prémycosique fut alors
généralement adopté avec quelques réserves cependant.

Un an plus tard M. Hallopeau présentait de nouveau la
même malade à la Société de dermatologie. Il ne s'était
pas produit de nouvelle poussée éruptive; les éléments
éruptifs avaient presque partout rétrocédé et ceux qui per-
sistaient présentaient des caractères nouveaux et décisifs. Au-
devant de l'oreille gauche, on voyait une plaque à contours
irréguliers présentant les caractères du lupus érythémateux
simple, de couleur rouge pâle, entremêlée de taches déco-
lorées qui semblaient être de petites cicatrices; sur le fond
rouge se détachaient un grand nombre de petits points plus
foncés qui répondaient à des culs-de-sac glandulaires;
l'épiderme était un peu plissé et la peau légèrement indurée
à ce niveau; les autres parties du visage étaient revenues
presque à leur état normal : on trouvait cependant au-
devant de l'oreille droite une petite plaque rose entremêlée
de points décolorés; plaques analogues sur le bord libre de
la lèvre inférieure. Les plaques du cuir chevelu ne se sont
pas modifiées depuis un an. Ganglion volumineux au-dessus
de la clavicule gauche.

Sur le pourtour du cou et sur le tiers moyen de la partie
supérieure de la poitrine persistent des macules brunâtres
entremêlées de petites cicatrices; ce sont les vestiges de
poussées érythémateuses décrites antérieurement.

Les mêmes macules existent sur le tiers inférieur de la
partie postérieure des avant-bras. A la main droite on voit,

sur le dos de la première phalange du pouce, une plaque typique d'érythème lisse grande comme une pièce de vingt centimes ; on y remarque une dilatation des orifices glandulaires et une zone décolorée ; elle est indurée.

La malade présente en outre aux pieds et aux mains des phénomènes d'asphyxie cutanée.

La santé générale est restée relativement bonne.

En résumé, l'éruption exanthématique généralisée de l'année précédente a fait place à un petit nombre de placards de lupus érythémateux simple, que les points vascularisés correspondant aux culs-de-sac glandulaires permettent de rattacher à la forme érythémato-folliculaire de M. Besnier. Chez la malade, on a pu suivre un polymorphisme remarquable, de larges placards érythémateux à progression excentrique, des bulles, des ecchymoses, des décolorations, de petites cicatrices, des phénomènes d'asphyxie locale, des plaques ortiées.

Le professeur Hardy se résigne difficilement à considérer chez cette malade les lésions du tronc et des membres comme lupiques à cause de l'absence de cicatrices consécutives. M. Besnier n'hésite pas à reconnaître qu'il s'agit ici d'un cas de lupus érythémateux ; pour lui, l'objection du professeur Hardy tombe devant ce fait que, surtout sur les membres, le lupus érythémateux n'est pas fatalement suivi d'éruptions cicatricielles.

Au mois d'avril de cette année, M. Besnier a présenté à la Société française de dermatologie et de syphiligraphie une malade qu'il se croit en droit de considérer comme atteinte de lupus érythémateux généralisé malgré les différences d'aspect qu'elle présente avec les cas généralement publiés.

Une jeune ouvrière en perles a, au commencement de 1891, une attaque d'influenza ; quelques mois après, elle éprouve des douleurs articulaires dans les deux extrémités

supérieures et voit se développer lentement, sur le dos de
l'avant-bras de la main droite, une éruption de taches érythémateuses à développement excentrique, prurigineuses,
desquamant finement, et peu après de petites taches semblables autour des oreilles. C'est tout pendant cinq mois;
puis, vers la fin de l'année, apparaît une première plaque
rouge sur le sternum.

En janvier 1892, septième mois de la maladie, l'état
général, qui était resté bon, commence à s'altérer. Des
taches rouges isolées, toujours croissant excentriquement
après avoir été ponctuées au début, se développent sur la
face et ne tardent pas à se réunir, puis s'étalent sur le
col, en même temps que de nouveaux centres éruptifs
apparaissent sur le dos de la main et de l'avant-bras gauches,
sur la poitrine, sur l'abdomen, à la face interne et supérieure
des cuisses, sur les régions fessières.

Sur tous ces points, le processus est le même, la teinte
vineuse, l'infiltration dermique identiques.

Quand une plaque a été constituée par l'agglomération
des éléments initiaux, elle se développe par la périphérie à
l'aide de prolongements, de digitations érythémateuses qui
se dirigent vers les plaques voisines jusqu'à ce qu'elles aient
fusionné. Dans les points où la marche initiale a laissé des
ilots de réserve, on voit, en même temps que la circonférence éruptive projette des jetées vers l'ilot sain, celui-ci
se couvrir d'éléments ponctués ou sugillatoires qui concou-
rent à combler les surfaces premièrement atteintes, toute
la surface éruptive desquame finement sans exfoliation sensible et sans que le grattage enlève la desquamation.

Partout l'érythème disparaît sous la pression du doigt,
mais laisse une tache fauve et des points plus colorés, que
l'on constate facilement en examinant les surfaces com-
primées à travers une lame transparente, circonstance qui
indique l'infiltration du derme superficiel, infiltration que
l'on constate également par l'élévation du niveau de la
peau et la saillie marginale des plaques éruptives.

La teinte dominante est rouge vineux, très accentuée dans
les paroxysmes fébriles et très variable dans une même
journée ; elle a trois tons principaux : rouge, fauve, chamois
sur quelques points depuis longtemps atteints, rouge, rose

pâle sur les grandes plaques, rouge rose vif sur les bords proliférants.

L'éruption qui, pendant les six premiers mois de la maladie, avait été lente et torpide, et n'avait envahi que la main et l'avant-bras droits, progresse, à présent, d'une façon subaiguë et visible ; en quatre mois, elle a couvert la tête entière, la face.

Sauf une petite réserve mentonnière qui se comble tous les jours, le col, la partie antérieure du tronc, le pubis, les aines, la face interne et supérieure des cuisses, les régions fessières et trochantériennes, les membres inférieurs n'ont presque rien et les taches qui s'y sont produites ont pris rapidement le caractère maculeux. Les points de réserve sont la face dorsale du tronc, la face palmaire des mains, une partie de la face antéro-interne des membres supérieurs et, après avoir été longtemps asymétrique, l'éruption est devenue aujourd'hui à peu près régulièrement disposée dans les points homologues.

L'état général qui aurait été bon pendant les six premiers mois de la maladie s'altère au fur et à mesure de l'extension des surfaces atteintes. Le pouls est à 100 et au-dessus, la température axillaire matinale en dehors des paroxysmes reste à 37°5 pour remonter le soir à 38°5.

De temps en temps un paroxysme se déclare, la température auxillaire monte le soir à 39°9 et ne s'abaisse le matin qu'à 38°9. La malade tousse fréquemment sans qu'aucun signe fixe d'auscultation ni de percussion dénote une lésion pulmonaire ni pleurale ; elle accuse dans la région précordiale des malaises réitérés, des lancements douloureux qui indiquent un trouble quelconque vers cet appareil, mais l'oreille n'y perçoit aucun phénomène ferme dont la nature où la localisation affirme autre chose que des troubles d'anémie spasmodique et fébrile marqués par l'éclat des claquements valvulaires artériels et un souffle systolique de la base. Toutefois notre impression personnelle est que la surface endocardique subit l'action d'une infection sanguine spécifique ou secondaire dont la réalité sera plus tard déterminée.

Telle est l'histoire de la malade dont M. Besnier qualifie l'observation d'érythrodermie inconnue et sur les raisons qui semblent la rattacher au lupus érythémateux exanthématique pour servir à l'histoire générale des érythérodermies ou des érythématoses tuberculeuses.

Le mode érythémateux procède exactement suivant le type de l'érythème centrifuge de Biett; le bord marginal des ulcérations, toujours plus vif et plus saillant, est entièrement assimilable à la marche centrifuge des érythèmes tuberculeux à foyers multiples, qui constituent ce que M. Besnier a désigné sous le terme générique de lupus exanthématique généralisé; sur toutes les surfaces envahies, la couche cornée desquame finement, reste toujours adhérente et résiste au grattage; enfin, partout, le grattage détermine cette douleur particulière propre à toutes les espèces d'érythématotuberculose de la peau.

Il est facile, d'après M. Besnier, de reconstituer une série complète en commençant par les éruptions érythémateuses résolutives qui précèdent ou accompagnent si fréquemment le lupus érythémateux ultérieurement le plus incontestable (érythèmes lupiques rémittents ou intermittents saisonniers, érythèmes d'apparence simple prélupiques ou périlupiques), en continuant par les érythèmes lupiques disséminés graves et qui ont été, sans hésiter, rattachés au lupus érythémateux par Hebra et par Kaposi, et par la série variée des lupus érythémateux exanthématiques, lupus iris, lupus engelure, etc.

Mon éminent collègue de l'hôpital Saint-Louis croit, malgré les analogies qu'un tel érythème présente avec les érythèmes prémycosiques si bien étudiés par Hallopeau, qu'il est possible d'établir des différences entre les uns et les autres. L'érythème prémycosique se distingue par ses îlots lenticulaires, l'intensité du prurit, l'apyrexie, les adénopathies, l'âge plus avancé du sujet.

Dans les érythèmes scarlatiniformes, on sera guidé par le type de la desquamation, par sa production hâtive, la marche plus rapide de l'affection.

Les formes exanthématiques et diffuses du lichen ruber se distinguent par l'atteinte des muqueuses, le caractère papuleux des lésions initiales, l'envahissement des flancs et de la région lombaire, des membres inférieurs, le type fébrile.

De telles observations montrent combien on est en train d'élargir le cadre du lupus érythémateux puisqu'il s'étendrait depuis la simple plaque de lupus érythémateux fixe jusqu'à des éruptions généralisées aiguës ou chroniques capables d'être comparées à celles de nos grandes maladies infectieuses, dont ils prendraient parfois les phénomènes généraux graves. Si l'opinion de M. Besnier, pour qui tous les lupus érythémateux sont de nature tuberculeuse, venait à être incontestablement établie, il y aurait là une modalité toute nouvelle et bien remarquable de l'infection tuberculeuse.

Mais, il faut le reconnaître, l'accord est loin d'être fait sur la nature réellement tuberculeuse de toutes les variétés du lupus érythémateux, et particulièrement du lupus érythémateux généralisé : il n'en est pas moins intéressant de voir quel chapitre nouveau des observateurs de premier ordre s'efforcent d'annexer à l'histoire de la tuberculose.

Depuis que l'érythème centrifuge de Biett est devenu le lupus érythémateux de Cazenave, on discute sur ses affinités, sur son identité avec le lupus tuberculeux de

Willan. Cazenave, en donnant le nom de lupus à
l'affection que nous venons de décrire, n'avait pas
hésité à rapprocher les deux affections au nom de la
tendance atrophique commune à tous deux. Si la plupart des médecins avaient facilement accepté ce rapprochement basé sur la tendance cicatricielle commune,
beaucoup aujourd'hui hésitent à faire rentrer le lupus
érythémateux avec ses lésions superficielles, ses destructions peu profondes dans l'histoire d'une affection
aussi profondément destructive que la tuberculose.

La question aujourd'hui posée et discutée en France
est de savoir si vraiment le lupus tuberculeux et le
lupus érythémateux sont deux affections de même
nature, deux variantes de la tuberculose cutanée, ou si,
dans ce que nous appelons le lupus érythémateux, il y
a lieu d'établir des divisions, de distinguer des variétés,
les unes tuberculeuses, les autres non tuberculeuses.
Récemment encore le docteur Malcolm Morris déclarait
que le lupus érythémateux devait être maintenu dans
la classe des érythèmes, et que sa nature tuberculeuse
n'était rien moins que démontrée.

M. Besnier n'hésite pas à considérer le lupus érythémateux comme une forme de la tuberculose cutanée
évoluant chez des sujets lymphatiques. Ses observations quotidiennes lui ont montré que les malades
atteints de cette affection appartiennent à des familles
où la tuberculose est fréquente, ou qu'ils ont vécu en
contact immédiat avec des personnes ou des animaux
tuberculeux. Ces mêmes malades succombent le plus
ordinairement à la tuberculose généralisée ou à la
phtisie pulmonaire, dans des proportions même supérieures à celle qu'on observe chez les malades atteints
de lupus de Willan. Aussi, malgré les résultats négatifs

jusqu'à ce jour des anatomo-pathologistes qui n'ont su retrouver le bacille dans le lupus érythémateux ; malgré les insuccès des inoculateurs, qui n'ont jamais avec ce tissu lupique pu provoquer la tuberculose chez les animaux, le médecin de l'hôpital Saint-Louis attend, avec confiance, de l'avenir la confirmation de son opinion ; il ne doute pas qu'un jour ne vienne où anatomo-pathologistes et expérimentateurs seront obligés de reconnaître l'exactitude d'une doctrine qu'il base aujourd'hui sur la seule clinique. Les faits ne se sont-ils pas passés de même pour le lupus vulgaire et M. Besnier n'avait-il pas, ainsi que M. Vidal, deviné, en se basant sur la clinique, sa nature tuberculeuse longtemps avant qu'anatomo-pathologistes et expérimentateurs n'eussent pu établir cette nature aujourd'hui reconnue par tous ?

Une observation plaide en faveur de la nature tuberculeuse du lupus de Cazenave, c'est la transformation fréquente d'un certain nombre de lupus érythémateux en lupus tuberculeux ; c'est ce fait que, de certains lupus considérés comme tuberculeux à leur début, des nodules émergent, à un moment donné, présentant incontestablement tous les caractères du nodule propre au lupus tuberculeux. Mais de tels faits ont prêté à des interprétations différentes :

Pour M. Besnier, ils s'expliquent naturellement ; le lupus de Cazenave et le lupus de Willan, n'étant que deux variétés de la tuberculose cutanée, il est aisé de comprendre que le lupus érythémateux puisse faire place à un moment donné à un lupus tuberculeux, il n'y a là qu'une simple transition d'une même affection la tuberculose cutanée, d'un type à un autre, et cette transition est chose naturelle.

Tous les auteurs n'ont pas compris comme M. Besnier,

les faits dont nous parlons. M. Vidal, M. Brocq, qui désignent les lésions observées en pareil cas sous le nom de lupus érythémato-tuberculeux, pensent que la tuberculose cutanée peut, à ses débuts, prendre le masque du lupus érythémateux et se dessiner ensuite nettement sous le type classique du lupus tuberculeux ; mais il ne ressort pas de là, pour ces auteurs, que tous les lupus érythémateux soient tuberculeux. — La tuberculose cutanée peut, dans quelques cas, avoir à ses débuts de grandes analogies d'aspect avec le lupus érythémateux vrai ; mais il y a lieu de conserver à celui-ci une place à part en pathologie cutanée ; la plupart des faits de lupus érythémateux ne seraient pas de nature tuberculeuse.

Cette opinion est aussi celle du professeur Leloir, qui décrit le lupus érythémato-tuberculeux sous le nom de lupus érythématoïde, indiquant par ce mot que le lupus érythémato-tuberculeux a beau avoir à ses débuts les aspects du lupus Cazenave, qu'il n'est pas de même nature que lui.

Un certain nombre de caractères permettraient du reste, dès le début, de distinguer ces deux variétés : le peu d'étendue du lupus érythémato-tuberculeux, l'unicité ou la rareté des plaques, l'infiltration profonde du derme, le peu de mobilité des symptômes.

Il faut reconnaître que l'anatomie pathologique du lupus érythémateux et celle du lupus de Willan diffèrent considérablement ; que la présence du bacille, l'inoculabilité, qui ont servi à établir la nature tuberculeuse du second font défaut dans le premier.

J'emprunte au professeur Leloir la description histologique du lupus érythémateux ; on verra combien elle diffère de celle du lupus tuberculeux.

Derme. — Il existe dans le lupus érythémateux une infiltration diffuse du derme surtout localisée dans les régions supérieures et en particulier dans le tiers supérieur de celui-ci dans le territoire limité en haut par l'épiderme et en bas par les vaisseaux horizontaux. Cette infiltration est variable d'ailleurs comme densité et comme étendue d'après l'âge du lupus érythémateux et d'après sa forme. Mais, je le répète, son foyer principal, son maximum de localisation siège au niveau du territoire cutané précité.

Cependant l'on trouve fréquemment une infiltration très discrète dans les parties profondes du derme et jusque dans l'hypoderme. Je n'ai jamais constaté que le tissu cellulaire sous-cutané soit le point de départ du mal, contrairement à ce qu'ont écrit Geber, Straganoff et Kaposi, sauf peut-être dans un cas de lupus érythémateux de la paume de la main.

L'infiltration est constituée par une grande quantité de cellules embryonnaires groupées surtout le long des vaisseaux, mais disposées aussi d'une façon diffuse dans les mailles du derme, et ne se réunissant nulle part en nodules comme dans le lupus ordinaire ou vulgaire, ainsi que E. Vidal et moi l'avons décrit en 1882. Si cette infiltration de cellules embryonnaires semble avoir une tendance à être plus prononcée au niveau des glandes cutanées, c'est que, à ce niveau, il existe un lacis vasculaire plus riche.

Les cellules de l'infiltration sont disposées d'une façon diffuse plus ou moins dense. Dans les coupes de lupus érythémateux au début, dans les parties profondes de la peau, ces cellules encore jeunes se colorent bien par le picro-carmin. Les cellules de l'infiltration présentent tous les caractères des cellules embryonnaires.

Une partie d'entre elles paraît provenir de la prolifération des cellules fixes du tissu conjonctif où l'on peut constater en quelques points des signes évidents de karyokinèse, mais la majeure partie d'entre elles est évidemment un produit de diapédèse.

Ces cellules présentent des réactions histochimiques et des apparences très différentes, indice, comme je l'ai remarqué en 1882 en collaboration avec E. Vidal, d'une vitalité plus ou moins prononcée et de la tendance d'un grand nombre d'entre elles à subir la dégénérescence granulo-graisseuse ou colloïde. Mais il faut particulièrement signaler ce fait, c'est que cette dégénérescence ne frappe pas les amas cellulaires en un acte et à leur partie centrale, comme dans le lupus vulgaire, mais qu'elle frappe les cellules individuellement, d'une façon diffuse, çà et là, et en quelque sorte au hasard.

Notons enfin que d'une façon générale, par leur aspect et leurs réactions histochimiques, les cellules du lupus érythémateux m'ont paru être moins vivaces que celles du lupus vulgaire.

Dans aucun cas, contrairement à ce qui existe dans le lupus vulgaire, où les cellules géantes sont si nombreuses et si caractérisées, je n'ai trouvé de cellules géantes véritables. En quelques points de la coupe, on peut trouver des cellules de l'infiltration au nombre de 3, 4, 5 et même plus, qui se réunissent, se fusionnent pour former des masses granulo-graisseuses, ou plus souvent des sortes de masses colloïdes.

On voit donc que l'infiltrat pathologique du lupus érythémateux est constitué par des cellules embryonnaires disposées d'une façon diffuse et dont une partie plus ou moins considérable subit la dégénérescence graisseuse ou colloïde et cela d'une façon diffuse, irrégulière en même temps que des cellules embryonnaires plus jeunes viennent envahir à leur tour les territoires tégumentaires altérés.

Parallèlement à l'envahissement des tissus par l'infiltration pathologique, on voit ceux-ci présenter tous les signes de la dégénérescence granulo-graisseuse ou de la dégénérescence colloïde, se résorber, s'atrophier et finalement disparaître.

Les faisceaux du tissu conjonctif disparaissent ainsi progressivement, soit par îlots, soit d'une façon diffuse, dans les couches supérieures du derme.

Les fibres élastiques, qui résistent longtemps, finissent à leur tour par perdre leur aspect ondulé, par se fragmenter et par disparaître.

Au niveau des régions les plus atteintes, on constate que les faisceaux conjonctifs en partie détruits sont remplacés par des cellules embryonnaires, dont la plupart ont subi la dégénérescence granulo-graisseuse ou colloïde et par une substance granulo-graisseuse.

Certaines coupes colorées au picro-carmin, avec leurs cellules embryonnaires non encore dégénérées et bien colorées en rouge par le carmin, mélangées aux cellules dégénérées et à la substance granulo-graisseuse colorée en gris jaunâtre, avec leurs îlots de faisceaux non encore détruits et colorés en rose, avec leurs petits îlots d'hémorragies interstitielles colorés en jaune verdâtre présentent un aspect caractéristique.

Les parois d'un grand nombre de vaisseaux sanguins prolifèrent en beaucoup de points et reviennent à l'état embryonnaire : un certain nombre d'entre ces vaisseaux sont en outre le siège d'endocapillarite et d'endovascularite oblitérantes. Beaucoup de vaisseaux sanguins sont fortement dilatés, ils sont bourrés de globules rouges. Au niveau de ces vaisseaux sanguins dilatés, on peut constater des signes évidents de diapédèse; de plus il arrive souvent que dans les couches superficielles du derme, et même parfois dans les couches moyennes, on rencontre une quantité plus ou moins considérable de globules rouges infiltrés d'une façon diffuse entre les éléments embryonnaires, ou réunis çà et là sous forme de petits foyers hémorragiques. On peut constater aussi l'existence de vaisseaux de nouvelle formation, ce que l'on n'observe guère dans le lupus vulgaire.

Au début, les glandes pilo-sébacées, par suite de la congestion du réseau vasculaire qui les entoure, sont atteintes d'hypersécrétion, ce qui donne au lupus érythémateux un aspect spécial. Plus tard, par suite de leur envahissement par l'infiltrat, envahissement qui se fait au début au niveau des régions supérieures des glandes sébacées, elles sont atteintes à leur tour de dégénérescence granulo-graisseuse et peuvent finir par disparaître complètement dans certains cas exceptionnels comme les autres éléments dermiques envahis par le lupus érythémateux. Il arrive assez souvent que les glandes s'oblitèrent du côté de leur conduit, deviennent globuleuses, s'enkystent en quelque sorte et, par suite de la résorption interstitielle des tissus qui les englobent, semblent ainsi se rapprocher de la surface libre de la peau.

D'ordinaire elles s'hypertrophient et se remplissent de cellules épidermiques desséchées. Ainsi se produisent ces sortes de corpuscules de milium que l'on observe à la surface du lupus érythémateux, ou les bouchons formés de matière sébacée altérée qui hérissent la face inférieure des croûtes, quand on détache celles-ci avec précaution. Les follicules pileux sont en général énormément dilatés dans les premiers stades du mal.

Les conduits excréteurs des glandes sudoripares sont envahis par l'infiltration et subissent la dégénérescence granulo-graisseuse, comme l'ont montré Kaposi, Thin, Robinson.

Ils finissent à leur tour par disparaître aussi, il en est de même, dans certains cas exceptionnels, des glomérules des glandes sudoripares, quand le lupus érythémateux est profond et ancien.

Dans certains cas de lupus érythémateux des lèvres et des joues excisés chez les sujets maigres, j'ai pu constater que les fibres musculaires striées elles-mêmes sous l'influence de l'action exercée par l'infiltration très discrète d'ailleurs qui siégeait au niveau de l'hypoderme, tendaient à subir la dégénérescence granulo-graisseuse.

Les nerfs examinés dans les coupes ou par dissociation d'après la méthode technique que j'ai indiquée en 1881, paraissent sains. Toutefois l'on rencontre, dans l'intérieur de quelques faisceaux nerveux, des cellules embryonnaires et, dans ces cas-là, on peut constater parfois l'existence de quelques tubes nerveux en train de s'atrophier. Il existe en outre, dans les parties assez profondes du derme, une dilatation des espaces lymphatiques lacunaires et des lésions histologiques de l'œdème tégumentaire.

Épiderme. — Les lésions de l'épiderme sont variables, mais d'une façon générale on peut dire que les lésions épidermiques du lupus érythémateux sont, par opposition à celles du lupus vulgaire, des lésions sèches, ainsi que E. Vida et moi l'avons fait remarquer en 1882.

La caractéristique des lésions de l'épiderme, c'est l'atrophie de celui-ci. On peut dire d'une façon absolue que, là où l'infiltration dermique a envahi la couche papillaire, se trouve, en un mot, en contact avec l'épiderme, celui-ci subit une dégénérescence atrophique.

Au début, on constate que, probablement sous l'influence exercée par l'infiltration dermique et les altérations vasculaires concomitantes, il se produit une dégénérescence granulo-graisseuse ou colloïde des couches inférieures du corps de Malpighi immédiatement en contact avec l'infiltration. Puis les prolongements interpapillaires s'amincissent, fondent en quelque sorte pour présenter l'aspect de lignes filiformes d'une épaisseur d'une ou deux cellules allongées, se réduisent progressivement et finissent par disparaître complètement. Par suite de cette disparition du corps de Malpighi et des papilles du derme, la ligne, qui limite inférieurement l'épiderme, ne présente plus d'ordinaire l'aspect ondulé qu'elle offre à l'état normal.

Le corps de Malpighi proprement dit subit à son tour la dégénérescence atrophique et n'est plus représenté que par 5, 4, voire même 2 rangées de cellules; il peut même disparaître totalement ou ne plus être représenté que par une rangée de cellules fusiformes à grand axe horizontal rappelant plutôt (n'était le vestige des piquants de l'enveloppe cellulaire que l'on peut rencontrer encore) les cellules du stratum lucidum.

La couche granuleuse est en général complètement disparue. S'il en existe encore quelques vestiges, ceux-ci ne sont plus représentés que par une, tout au plus deux rangées de cellules à peine chargées d'éléidine, ayant perdu leur aspect granuleux et rappelant plutôt les cellules du stratum lucidum.

Le stratum lucidum fait en général défaut.

La couche cornée est amincie; dans certains cas, l'épiderme est réduit à une couche de cellules malpighiennes et même uniquement à sa couche cornée. Ces lésions correspondent aux points où l'infiltrat est le plus abondant et le plus ancien. L'épiderme ainsi atrophié rappelle celui que l'on observe à la surface de certaines cicatrices. Je dois noter toutefois que dans certains cas, au niveau de certains points de quelques préparations, lorsque l'infiltration respectait absolument la région papillaire du derme, il y avait au contraire tendance à l'hypertrophie et même à la ramification des prolongements épidermiques; ceux-ci subissaient la dégénérescence granulo-graisseuse ou colloïde et s'atrophiaient. Il semblerait qu'il existe réellement dans l'infiltration un produit nocif amenant la dégénérescence et la disparition consécutive des tissus atteints par cette infiltration et produisant à son tour également la dégénérescence graisseuse et colloïde des éléments de l'infiltrat. Je n'ai jamais rencontré dans le lupus érythémateux l'altération cavitaire des cellules épidermiques qui préside, comme l'on sait, au processus de vésico-pustulation et que l'on observe fréquemment dans le lupus vulgaire.

Dans un seul cas, j'ai constaté un processus de phlycténisation (clivement) se produisant au niveau du stratum lucidum et dû sans doute à l'action de l'hyperémie œdémateuse envahissante. Dans une variété de lupus érythémateux, variété à laquelle on a donné le nom de lupus acnéique, les glandes sébacées sont notablement hypertrophiées, souvent enkystées et rapprochées de la surface de la peau. Elles sont plus ou moins infiltrées de cellules embryonnaires, et ces cellules embryonnaires, au début, sont surtout abondantes au niveau de l'orifice des glandes sébacées.

Au début, les glandes sécrètent davantage, elles se remplissent de cellules troubles granuleuses, et plus tard elles ne renferment plus que des cellules épidermiques desséchées et cornifiées. Ici encore l'infiltration lupeuse, bien que prédominante surtout autour des glandes sébacées, est diffuse. Mais elle atteint profondément le derme, elle l'envahit le plus souvent dans toute son épaisseur et atteint même fréquemment l'hypoderme. Ceci nous explique pourquoi, ainsi que je l'ai remarqué en 1882 en collaboration avec E. Vidal, il faut scarifier profondément pour guérir le lupus acnéique.

Les caractères spéciaux précités des lésions histologiques du lupus érythémateux : infiltration diffuse du derme; inégalité de vitalité des cellules embryonnaires diffuses, vitalité moindre de celles-ci; retour des parois à l'état embryonnaire; tendance aux hémorragies; dilatation vasculaire; lésions glandulaires, nous expliquent peut-être comme il se fait que le lupus érythémateux soit une affection si tenace, si résistante à tous les moyens thérapeutiques et bien que moins grave en apparence que le lupus vulgaire beaucoup plus rebelle que celui-ci. (LELOIR, *Recherches sur l'histologie pathologique et la nature du lupus érythémateux. Leçons faites à l'hôpital Saint-Sauveur en 1888.*)

Cette description des lésions histologiques du lupus érythémateux, empruntée au professeur Leloir, montre l'étendue considérable qui sépare histologiquement cette affection du lupus tuberculeux. Le résultat des inoculations accuse les mêmes différences : dans le lupus érythémateux, insuccès constants; dans le lupus de Willan, succès à peu près constants, production presque certaine d'une tuberculose expérimentale, quand l'inoculation a été faite avec les précautions, suivant les règles dont les observations récentes nous ont montré la nécessité.

En voyant les différences considérables qui séparent du lupus vulgaire le lupus érythémateux, qui ne présente pas de follicules tuberculeux, rarement des cellules géantes; en constatant l'absence du bacille, la non-inoculabilité, on comprend suffisamment l'hésitation des médecins qui n'osent encore proclamer l'identité de nature du lupus de Cazenave et du lupus de Willan, et qui n'osent suivre M. Besnier quand il affirme catégoriquement cette identité. La question des lupus érythémateux généralisés est loin d'avoir simplifié la question.

Aujourd'hui on peut se demander jusqu'à quel point le bacille intervient dans la production du lupus érythémateux, jusqu'à quel point les infections chimiques péribacillaires y jouent un rôle. De nouvelles observations chimiques, anatomopathologiques, bactériologiques pourront seules vider le différend, et on est excusable de se demander si une connaissance plus approfondie de la maladie ne conduira pas à un démembrement.

CHAPITRE III

ULCÉRATIONS TUBERCULEUSES DE LA PEAU

La constitution du groupe des ulcérations tuberculeuses de la peau fut un corollaire de la connaissance des ulcérations tuberculeuses de la langue. Ricord avait signalé l'existence chez les phtisiques d'ulcérations buccales qu'il n'hésita pas à considérer comme relevant de leur maladie. Les observations du professeur Fournier, les thèses de Buzenet (1858), de Julliard (1865) vulgarisèrent la notion mise en lumière par l'illustre chirurgien de l'hôpital du Midi. Trélat (1869) insista plus particulièrement sur la nature nettement tuberculeuse de la lésion et montra que ces ulcérations sont manifestement dues à la fonte de véritables petits tubercules dont il est facile de démontrer la présence dans leur fond et à leur pourtour. L'exactitude de la proposition émise par le professeur Trélat fut bientôt généralement reconnue par tous et nous la voyons particulièrement confirmée par les observations et les travaux de Bourcheix, Féréol, Pouzergues, etc., mise en lumière par les discussions de la Société médicale des hôpitaux de Paris.

L'ulcération tuberculeuse de la langue une fois connue, un certain nombre d'observateurs furent frappés de trouver de loin en loin des ulcérations de la peau présentant des caractères analogues; il ne leur fut pas difficile d'établir que ces ulcérations sont aussi de nature tuberculeuse.

I. ULCÉRATIONS CUTANÉES SECONDAIRES DES SUJETS TUBERCULEUX

C'est le professeur Coyne, de Bordeaux, qui a publié, en 1871, la première observation de tuberculose cutanée. Chez une malade phtisique du service du professeur Vulpian, à la suite d'un érysipèle de la face, une ulcération se développa au niveau de l'oreille occupant toute la partie de l'oreille qui affleure le cuir chevelu; l'ulcération avait douze centimètres de long sur huit de large. La peau était attaquée à des profondeurs variables suivant les points, la surface ulcérée purulente était couverte de bourgeons charnus serrés et petits. Le fond était parsemé de petites granulations jaunâtres, à peine saillantes, arrondies, présentait sur plusieurs points des suffusions purulentes; en d'autres, elle était recouverte de croûtes. Les bords sont anfractueux. Les ganglions tributaires de la région sont abcédés. L'examen histologique fait après la mort permit de constater des granulations tuberculeuses à des degrés variés d'évolution. (*Archiv. physiologie*, 1871, 100.)

Bientôt après paraissent les études cliniques de Péan et Malassez sur les ulcérations anales, les observations de Liouville, Martineau, Féréol relatives au même sujet; toutes établissent d'une façon positive les caractères des ulcérations tuberculeuses telles que nous allons les étudier.

Javisch et Chiari (1879) nous donnent surtout la description des ulcérations de l'oreille, des ulcérations des lèvres; Cornil et Babès étudient les ulcérations vulvaires; Hanot publie deux faits d'ulcérations tuberculeuses de l'avant-bras; Raymond signale une ulcération du genou.

Étude clinique. — Un fait capital, relevé par les premiers observateurs et que les observations ultérieures n'ont fait que confirmer, c'est que les malades, chez qui on a signalé l'existence d'ulcérations tuberculeuses de la peau, étaient tous parvenus à un degré avancé de phtisie soit pulmonaire, soit intestinale. Comme le dit M. Besnier, pour devenir porteur d'une telle lésion, il ne suffit pas d'être tuberculeux, d'être atteint d'une tuberculose viscérale quelconque, il faut encore être un phtisique, il faut être un tuberculeux parvenu à la période de consomption.

Le siège de prédilection de l'affection est le pourtour de l'anus et de l'orifice buccal; d'autres points de l'enveloppe cutanée peuvent assurément être atteints; nous avons vu que la première observation publiée, celle de Coyne, concernait une femme atteinte de tuberculose de l'oreille; maint autre point a pu être envahi, vulve. verge, face, membre supérieur ou inférieur, mais la région anale, le pourtour de la bouche sont de beaucoup les points le plus souvent atteints, comme cela ressort de la statistique récente du docteur Vallas; voici du reste cette statistique :

Région anale	13
Lèvres	11
Membre supérieur	5
Face	2
Vulve	2
Verge	1
Membre inférieur	1

Le docteur Thibierge pense qu'il y a lieu de donner dans la statistique une place plus importante aux ulcérations tuberculeuses de la verge, dont Hillairet, Julliard, Kraske et mon interne Michaut ont publié des exemples.

Un point important à relever dans l'histoire des ulcérations tuberculeuses de la peau est qu'il est presque toujours possible d'expliquer leur production par une inoculation secondaire. Les ulcérations des lèvres résultent, suivant toute probabilité, de l'inoculation produite à la surface d'une érosion de la muqueuse ou de la peau par le contact de crachats tuberculeux; cette hypothèse explique pourquoi les ulcérations sont plus communes sur la lèvre inférieure, qui se trouve plus ordinairement en contact avec les produits de l'expectoration, que sur la lèvre supérieure. L'origine des ulcérations péri-anales a été rapportée au contact de la peau de cette région avec des matières intestinales entraînant des produits tuberculeux, et ces ulcérations sont survenues pour la plupart chez des malades atteints de tuberculose intestinale : Thibierge a communiqué une observation fort intéressante sous ce rapport à la Société anatomique en février 1883

Cartaz a montré que les ulcérations des narines sont consécutives à des lésions des fosses nasales; les ulcérations de la vulve ont paru, dans plusieurs cas, provenir incontestablement d'une inoculation consécutive à une affection tuberculeuse de l'utérus ou des trompes. Les exemples de tuberculose du gland ont été rencontrés chez des sujets atteints de tuberculose urinaire ou génitale, et chez qui l'infection avait été apportée par les urines ou était descendue de proche en proche par les voies urinaires ; mon interne, M. Michaux, a publié dans les bulletins de la Société anatomique, 1886, une observation dans laquelle le développement de la lésion avait pu être suivi pas à pas.

Les ulcérations tuberculeuses de la peau présentent un certain nombre de caractères communs, quel que soit leur siège.

L'ulcération est ordinairement unique; quelques malades cependant ont présenté simultanément plusieurs ulcérations, soit dans une même région, soit disséminées sur plusieurs régions du corps, région péri-anale et lèvres, région vulvaire et lèvres.

L'étendue ne dépasse que rarement celle d'une pièce de cinquante centimes ou d'un franc; elle devient d'autant plus facilement grande que le tissu cellulo-adipeux sous-cutané est plus abondant au niveau de la lésion et que la peau y adhère moins aux tissus sous-jacents : Raymond a observé au niveau du genou une ulcération de dix centimètres de longueur sur 8 de largeur, ce qui est une dimension tout à fait exceptionnelle.

La forme habituelle est circulaire, ovalaire; quelquefois allongée, quand la lésion s'est développée au niveau d'un pli de la peau; polycyclique, quand plusieurs ulcérations sont venues se fondre en une seule.

Les bords sont sinueux, déchiquetés, dentelés, taillés à pic, non décollés, non flottants; leurs dentelures rappellent la forme et les dimensions des granulations tuberculeuses à l'ulcération desquelles l'affection succède, comme les bords polycycliques et dentelés de l'érosion herpétique rappellent la forme des vésicules constitutives de cette affection. Leur couleur est d'un rouge livide; la peau, qui les entoure, est congestionnée et leur forme une aréole violacée.

Le fond sécrète une petite quantité de liquide séro-purulent et est rarement recouvert d'une croûte; il est granuleux, hérissé de saillies rougeâtres, véritables petits bourgeons en miniature, pointillé d'un plus ou moins grand nombre de saillies jaunâtres qui ne sont autres que les granulations tuberculeuses en dégénérescence caséeuse et dont le volume est à peu près celui d'une tête d'épingle. Ces granulations sont plus nombreuses vers les extrémités de l'ulcération dans le voisinage des bords. Suivant le stade d'évolution que ces granulations ont atteint, elles se présentent sous divers aspects ; les unes sont saillantes et présentent encore une certaine fermeté ; d'autres, ramollies, constituent de petits abcès miliaires ; d'autres, enfin, se sont vidées, ont fait place à des ulcérations minuscules excavées, cupuliformes que Spillmann a heureusement comparées à un chaton de bague dépourvu de sa perle.

La matière puriforme, fournie par les ulcérations, peut se concréter à la surface de la plaie, où elle forme une véritable croûte grisâtre, souvent mince et mollasse, élastique. L'adhérence de ces croûtes avec la surface de la plaie est faible et on les détache facilement par une légère traction.

Les ulcérations ne donnent lieu à aucun phénomène subjectif spontané important : tout au plus, peut-on relever dans quelques observations une légère sensibilité, un léger prurit : mais la moindre pression, un attouchement léger, les mouvements de la région atteinte éveillent des sensations douloureuses parfois fort pénibles ; celles-ci peuvent devenir assez violentes pour provoquer le spasme, la contracture, gêner le fonctionnement des orifices naturels au pourtour desquels l'ulcération tuberculeuse se développe habituellement. L'alimentation, dans le cas d'ulcérations des lèvres ; la défécation, dans le cas d'ulcérations périanales, sont rendues très difficiles. La sensibilité provoquée peut être tellement vive que les malades redoutent de laisser panser leur plaie.

La peau, qui entoure l'ulcère, est non seulement congestionnée et livide, mais fréquemment on y observe la présence de granulations tuberculeuses, qui se présentent sous la forme de petites saillies d'apparence pustuleuse, qui s'ouvrent rapidement et donnent naissance à de minimes ulcérations arrondies qui, en s'agrandissant, arrivent au contact de l'ulcération première, se fusionnent avec elle et contribuent à son agrandissement.

Les tissus sous-jacents paraissent sains, sont peu ou point infiltrés, ne sont indurés, ni épaissis. Le système lymphatique de la région ne prend pas une part active à l'affection ; les vaisseaux ne sont pas enflammés ou épaissis ; quelquefois on a signalé la tuméfaction des ganglions de la région ; le docteur Vallas a vu la dégénérescence tuberculeuse d'un ganglion carotidien accompagner une ulcération de la lèvre inférieure.

La période initiale des ulcérations tuberculeuses échappe souvent à l'obervation du médecin et la chose est facile à comprendre :

Le début des accidents est insidieux, ne s'accompagne pas de phénomènes douloureux importants : la lésion occupe le plus souvent une région sur laquelle nombre de malades n'appellent l'attention qu'à la dernière extrémité, la région anale, aussi le médecin n'est appelé que dans un moment où les lésions ont évolué pendant un certain temps déjà et il se trouve presque toujours en face de la lésion constituée que nous venons d'étudier. C'est donc plutôt d'après les anamnestiques fournis par les malades que d'après les résultats d'une observation directe, d'après une conception théorique plutôt que d'après les résultats d'une observation réelle que l'histoire du début de la maladie a été le plus souvent décrite.

Le début serait différent suivant que l'ulcération

succède ou non à un traumatisme. Dans le premier cas,
une petite papule, dure, rouge, apparaît à la surface
de la peau : bientôt son sommet prend une teinte blanchâtre, indice de la transformation purulente ou caséeuse ;
puis la peau amincie se rompt et laisse échapper un peu
de liquide séropurulent. Dans la place que la papule
occupait, une petite plaie se trouve ainsi formée qui ne
présente aucune tendance à la cicatrisation et qui s'éten-
dra par la production à sa périphérie de granulations
nouvelles, production que nous avons vue constituer le
mode d'extension habituelle des ulcérations tuberculeuses. Dans quelques cas, une blessure accidentelle, plaie
par instrument tranchant, par fragment de verre,
brûlure superficielle, se fait remarquer par la lenteur
qu'elle met à se cicatriser ; et, en l'examinant avec soin,
on constate que loin de tendre à se fermer, elle tend au
contraire à augmenter d'étendue, sa surface prend un
aspect ulcéreux et présente bientôt tous les caractères
de l'ulcère tuberculeux.

Anatomie pathologique. — Voici quelles seraient,
d'après le professeur Renaut, de Lyon, et son élève le
docteur Vallas, les particularités de l'ulcère tuberculeux
secondaire de la peau. Dans les ulcérations tuberculeuses de la peau, les lésions initiales ont leur siège dans
le derme et non pas dans les glandes, comme cela s'observe pour le larynx. Ce qui paraît caractériser surtout
l'ulcération tuberculeuse, c'est le type peu avancé de la
granulation tuberculeuse pauvre ou dépourvue complètement de cellules géantes ; la dégénérescence caséo-
tuberculeuse, spécifique, rapide de l'inflammation intercalaire qui les unit et les sépare ; l'imperméabilité des
vaisseaux qu'on rencontre dans le plancher de l'ulcère,
ce qui explique l'atonie de celui-ci.

Les bords de l'ulcère sont le siège d'une hypertrophie considérable du corps papillaire ; à ce niveau, l'épiderme évolue rapidement et n'a aucune solidité.

Au milieu du tissu d'inflammation spécifique internodulaire, on rencontre un grand nombre de bacilles, disposés en files dessinant les espaces interfasciculaires ascendants du tissu conjontif, surtout au niveau des papilles hypertrophiées ; c'est de la sorte que se fait l'extension en surface des lésions tuberculeuses dans les papilles limitrophes.

Au-dessous du plancher granulo-caséeux de l'ulcère cutané, on relève les traces d'un mouvement fibroformatif de défense, des bandes ou des traînées irrégulières d'infiltration lymphatique, l'augmentation de nombre des fibres élastiques accuse ce mouvement ; mais l'endartérite oblitérante, s'emparant d'un grand nombre d'artérioles, arrête ce travail et vient, au contraire, faciliter l'extension de la dégénération.

Les glandes cutanées ne présentent à peu près pas de lésions.

Dans un second type, la lésion est caractérisée par la netteté des follicules de Koster. Au sein du derme, plus ou moins superficiellement, sont semés de rares follicules tuberculeux avec cellules géantes et zone épithéloïde nettement dessinées. La dégénération cellulaire est rapide et complète.

Les follicules ne sont entourés d'aucune atmosphère d'inflammation intercalaire ; mais, au voisinage de chaque follicule, le derme est frappé d'une dégénérescence d'un mode tout spécial. Le tissu connectif semble avoir la consistance d'une gelée ; les faisceaux fibreux sont séparés les uns des autres par une substance claire, que le picro-carminate laisse inolore et qui renferme une multitude de grains élastiques résultant de la fragmentation des fibres élastiques. La désintégration moléculaire de ce tissu devient l'origine de l'ulcération tuberculeuse, qui est taillée à pic au-dessus du follicule tuberculeux dans une aire dont la destruction est commandée par ce dernier. Il y a là une sorte de nécrobiose lente, un mode de désintégration tout spécial.

Sur la marge de l'ulcère, l'hypertrophie papillaire n'est pas aussi considérable que dans la forme précédente fibro-caséeuse ; le corps de Malpighi subit une sorte de décollement par suite de l'infiltration d'une substance analogue à celle qu'on rencontre dans le tissu conjonctif du derme.

Vallas, dans les trois observations personnelles qu'il a pu recueillir, a rencontré, dans l'examen des liquides sécrétés à la surface de la plaie, deux fois le bacille de Koch, une fois le micrococcus tetragenus, organisme qui paraît avoir quelques rapports avec le bacille de la tuberculose. Les bacilles semblent inconstants, rares, dans le liquide recueilli à la surface des ulcères tuberculeux, ils sont plus nombreux dans les bourgeons charnus qu'on excise à la surface de la plaie.

L'inoculation des mêmes liquides au cobaye a produit l'explosion d'une tuberculose générale ; on a même pu reproduire les inoculations en séries que H. Martin a montrées nécessaires pour caractériser l'infection tuberculeuse vraie ; mais les inoculations au lapin ont toujours été suivies d'insuccès ; les ulcérations tuberculeuses devraient donc plutôt être rejetées parmi les lésions scrofuleuses, si on admet la classification du docteur Arloing, pour qui les lésions tuberculeuses se distinguent des scrofuleuses par ce seul fait que les premières sont inoculables avec succès au lapin et au cobaye, tandis que l'inoculation des dernières ne réussit que chez le cobaye.

Particularités cliniques suivant le siège de la lésion. — L'ulcération périanale est le siège de douleurs, de picotements, de sensations de cuisson ou de brûlure capables de se produire spontanément, mais survenant le plus souvent à l'occasion de la défécation et de la marche. La douleur, provoquée par le passage des matières fécales, peut être l'occasion de véritables crises de ténesme, dont l'intensité devient parfois telle qu'elles s'accompagnent d'accidents syncopaux. La douleur occasionnée par la marche est à ce point violente chez quelques malades que ceux-ci redoutent tout mouvement et se condamnent à l'immobilité absolue.

En étalant la marge de l'anus, on constate l'existence d'une ulcération à bords taillés à pic, à fond granuleux semé de grains rouges et de grains jaunes, occupant le plus souvent les parties latérales de l'orifice anal, perdue presque entièrement dans un des replis du pourtour de l'anus. Cette ulcération se prolonge souvent au delà de l'orifice anal sur la muqueuse du rectum. La partie extérieure de l'ulcération peut avoir plusieurs centimètres de longueur et de largeur.

Les bords de la plaie sont de couleur rouge foncé, quelquefois violette ; on a signalé à leur niveau l'existence d'une pigmentation brunâtre. Les bords irréguliers, le plus souvent taillés à pic, quelquefois décollés dans l'étendue de près d'un centimètre, sont riches en granulations tuberculeuses.

La base de l'ulcération est souple, flexible, non indurée. La peau du voisinage est saine ; on peut cependant relever, dans quelques cas, un soulèvement constitué par de petites granulations disséminées ou confluentes, appréciables à la vue ou au toucher ; c'est la première phase d'ulcérations nouvelles en préparation. Ces lésions peuvent se rencontrer au pourtour de l'ulcération première, ou bien à distance, voire même sur la fesse opposée.

Les ganglions inguinaux, correspondant à la région envahie, sont fréquemment tuméfiés ; mais ils ne sont pas douloureux et ne s'abcèdent pas.

L'ulcération tuberculeuse vient aggraver l'état des malades en précipitant la cachexie par la production d'un nouveau foyer de suppuration et d'un centre de douleurs parfois intolérables.

L'ulcération tuberculeuse de la lèvre supérieure occupe souvent à la fois le bord libre de la muqueuse et la peau ; ses dimensions habituelles ne dépassent pas celles d'un pois, mais elles peuvent être beaucoup plus considérables ; on l'a vue atteindre la surface d'une pièce de cinquante centimes, s'étendre de l'aile du nez au bord libre de la lèvre supérieure, présenter une étendue de dix centimètres carrés et même plus, occuper tout le bord libre de la lèvre.

Ces ulcérations ont des bords déchiquetés, rouges ; leur fond jaunâtre est parsemé de bourgeons rouges et de granulations jaunes ; elles peuvent être recouvertes de croûtes.

La sensibilité est vive ; le contact des aliments éveille des douleurs plus ou moins violentes, qui rendent pour quelques malades l'alimentation difficile.

La lèvre inférieure est le siège le plus habituel de ces ulcérations, probablement à cause du contact plus fréquent avec les crachats ; l'ulcération débute le plus ordinairement sur la partie médiane, ou vers le bord externe au niveau des plis des lèvres.

Il peut exister plusieurs ulcérations sur des points différents des lèvres.

La tuméfaction des ganglions du cou a été signalée chez quelques malades.

Voici dans quelles conditions s'est présentée l'ulcération tuberculeuse du gland, que mon interne M. Michaux a eu occasion de recueillir dans mon service.

Un malade était entré dans mon service pour une tuberculose génito-urinaire arrivée à une période avancée.

Quelques jours avant sa mort, il se produisit autour du méat un semis de points grisâtres arrondis, légèrement saillants, entourés d'une petite zone inflammatoire. Les granulations, absolument comparables à celles qu'on observe autour des ulcérations tuberculeuses de la langue, sont disposées irrégulièrement dans une zone concentrique au méat ; elles sont plus nombreuses du côté droit ; leur nombre total ne dépasse pas 9. Le volume des plus grosses atteint les dimensions d'une tête d'épingle.

Deux jours après, les granulations voisines du méat ont pris une teinte jaune plus accentuée ; quelques granulations extrêmement petites apparaissent autour des premières en date. La marche de cette poussée nouvelle de granulations paraît se faire d'une façon concentrique autour du méat comme centre.

Au quatrième jour de petites ulcérations ne tardent pas à se fondre par leurs bords. Les ulcérations, qui résultent de cette fusion, se montrent avec des bords polycycliques, un fond inégal, fongueux, et donnent lieu à un écoulement peu abondant blanchâtre, visqueux. Les ulcérations siègent exactement aux points mêmes où les granulations premières s'étaient développées, et résultent manifestement du ramollissement et de la fonte de ces dernières. Près de la couronne du gland, il existe un corymbe de granulations, les unes volumineuses et jaunes, les autres blanches et plus petites ; sur le frein, on voit des points jaunâtres plus volumineux semblables à des grains de semoule. Le malade succombait trois jours après sans qu'il se fût produit de modification notable pendant les derniers jours de son existence.

Diagnostic. — Tout processus tuberculeux de la peau peut aboutir, à un moment donné, à l'ulcération ; la tuberculose verruqueuse cache toujours, au fond de ses fissures, un certain nombre d'ulcérations miliaires ; une forme de lupus se fait remarquer par sa tendance à l'ulcération, ce qui lui a valu le nom d'excedens, elle peut même être à ce point destructive qu'elle amène pour le malade des pertes de tissu considérables, c'est le lupus vorax. Mais, dans toutes ces formes de tuberculose cutanée, à côté du processus ulcéreux, avant lui et le préparant, il est facile de constater l'existence d'un processus organisateur important, processus sclérogène du lupus scléreux, formation de nodules et d'infiltration tuberculeuse dans le lupus : dans la tuberculose scléro-ulcéreuse, la marche de l'affection est tout autre ; le processus ulcéreux domine absolument l'histoire de la maladie ; et, si la formation de granulations tuberculeuses miliaires préside à sa naissance, celles-ci se font remarquer par leur peu de vitalité, leur désorganisation, leur destruction rapide : tout aussi foudroyantes sont pour ainsi dire, la dégénérescence caséeuse, la désintégration granuleuse des productions inflammatoires, qui se font au pourtour de ces granulations.

L'ulcération, qui succède au *lupus ulcéreux*, ne ressemble que de loin à l'ulcération tuberculeuse vraie : elle s'observe chez des sujets qui ne sont pas des phtisiques avancés comme le sont habituellement les porteurs d'ulcérations tuberculeuses ; les bords ne sont pas nettement délimités, taillés à pic ; la profondeur est moindre ; le fond n'est pas parsemé de granulations tuberculeuses miliaires jaunes. La circonférence est entourée d'une large aréole rouge dans laquelle il est généralement facile de relever la présence de nodules tuberculeux lupiques reconnaissables à leur volume, à leur couleur sucre d'orge.

Le siège des deux affections n'est pas le même ; l'ulcération tuberculeuse occupe de préférence le pourtour de l'anus, les lèvres ; le lupus est une affection du nez, des joues.

La *gomme tuberculeuse* de la peau a été précédée d'un noyau dur, saillant, qui est devenu violacé, s'est ramolli et finalement s'est rompu en donnant issue à un pus mal lié, séreux. Après l'ouverture de la gomme. il existe un clapier avec orifice étroit, avec bords décollés, et non une ulcération à ciel ouvert, avec bords à pic, habituellement non décollés. L'ulcération gommeuse n'est pas parsemée de tubercules miliaires ; la tendance à la guérison est plus accusée ;

Les *ulcérations simples* des sujets cachectiques ont un fond violacé, blafard, recouvert de bourgeons fongueux, mollasses, pâles, livides, saignant facilement. On n'y constate ni les granulations tuberculeuses semées sur la surface ulcéreuse, ni celles qui existent à la périphérie dans la zone d'envahissement de l'ulcère tuberculeux. Quelquefois la surface de l'ulcère est recouverte de détritus organiques à aspect gangréneux.

Les bords de l'ulcère simple ne sont pas réguliers et taillés à pic comme ceux de l'ulcère tuberculeux ; ils sont amincis ou infiltrés, adhérents ou décollés, œdématiés et renversés suivant les cas, suivant les points dans chaque cas particulier ; quelquefois durs, calleux

par suite de l'infiltration du derme et de l'hypoderme.

L'épithélioma fissuraire donne lieu à une ulcération
reposant sur une base dure, non élastique ; ses bords
sont saillants, déchiquetés, granuleux ; le fond est
tantôt gris pâle, tantôt rouge, saigne toujours facilement. Une croûte brunâtre ou noirâtre recouvre habituellement la surface ulcérée. L'engorgement ganglionnaire est précoce.

Les ulcérations périanales pourraient peut-être être
confondues avec le *chancre simple,* dont elles rappellent
l'aspect par leur fond grisâtre, par leurs bords taillés à
pic et irréguliers ; mais le chancre simple n'est pas
entouré d'une zone de granulations jeunes et isolées, son
fond ne présente pas ces grains jaunes qui ne sont
autres que des granulations tuberculeuses, ni les ulcérations en chaton du professeur Spillmann ; les bords
sont largement décollés. Quand une adénite franchement inflammatoire, chancrelleuse, s'ajoute à la lésion,
le diagnostic devient écrit.

Le chancre simple s'arrête au niveau de l'anus et
ne remonte pas sur la muqueuse rectale qui paraît
constituer un terrain impropre à son développement,
comme l'ont dit Péan et Malassez ; l'ulcération tuberculeuse, tout au contraire, ne respecte pas cette barrière.

L'inoculabilité du chancre simple pourra servir à
asseoir le diagnostic dans un cas douteux : suivant le
succès ou l'insuccès de l'auto-inoculation pratiquée au
porteur, il sera permis de conclure à la nature chancrelleuse ou non chancrelleuse de la lésion. L'examen histologique du liquide recueilli à la surface de la plaie, ou
celui de bourgeons extraits de sa surface, pourrait, en

faisant constater la présence de bacilles, donner la signature tuberculeuse.

Les *syphilides ulcéreuses* précoces occupent volontiers les lèvres et le pourtour de l'anus ; de là une cause de confusion avec les ulcérations tuberculeuses, mais les ulcérations syphilitiques s'accompagnent ou ont été précédées d'un chancre syphilitique ou de quelque autre signe de syphilis secondaire : roséole, alopécie, syphilide papuleuse, plaques muqueuses buccales, etc.

Les syphilides ulcéreuses tardives occupent moins volontiers les sièges de prédilection des ulcérations tuberculeuses ; elles atteignent souvent des dimensions plus considérables ; elles ont été précédées ou sont accompagnées de nodules tuberculeux syphilitiques ; la peau qui les entoure est infiltrée, dure, violacée, cuivrée ; les bords sont plus saillants et parfois renversés en dehors ; le fond est plus inégal, dépourvu de granulations tuberculeuses ; si une croûte les recouvre, elle est enchâssée dans les bords de l'ulcération comme un verre de montre dans son cadre. Les croûtes sont de couleur brune noirâtre, verdâtre, dures, composées de couches superposées, ostréacées. Il existe une tendance marquée à la réparation au moins partielle, d'où la formation de cicatrices lisses, pigmentées caractéristiques.

Le traitement des ulcérations tuberculeuses de la peau est surtout un traitement palliatif ; il y a peu d'espoir d'arriver à supprimer cette lésion rebelle à la plupart de nos traitements même les plus actifs. Chez la plupart des malades, phtisiques avancés destinés à succomber prochainement à une tuberculose viscérale, notre prétention doit être de leur rendre tolérable une affection souvent très douloureuse, d'en empêcher l'extension trop rapide bien plus que de poursuivre par des traitements trop énergiques une suppression plus qu'hypothétique.

Chez un malade de Poncet, l'excision complète fut essayée; la récidive ne tarda pas à se produire. Les deux bords de la plaie, qui avaient été affrontés, comme après l'ablation d'un cancroïde de la lèvre, laissèrent persister entre eux un trajet fistuleux, et, après quelques mois, une ulcération en tout semblable à la première, se développa et évolua *in situ*.

Les lotions avec une solution de sublimé, d'acide phénique, d'acide borique; les pansements avec l'iodoforme, le salol, une pommade à la cocaïne constituent la base du traitement le plus ordinaire et le mieux supporté; les attouchements avec une solution concentrée d'acide lactique (80 %) ou même la modification profonde des surfaces avec la poudre d'acide lactique (Brocq) ont produit dans quelques cas des résultats très heureux.

II. Ulcérations tuberculeuses primitives de la peau.

Les ulcérations tuberculeuses de la peau sont presque toujours secondaires et se montrent habituellement chez des sujets parvenus à une période assez avancée de la tuberculose pulmonaire ou intestinale; mais quelques observations récentes ont montré que ce processus tuberculeux peut se rencontrer, rarement, il est vrai, mais d'une façon incontestable, chez des sujets nullement tuberculeux antérieurement.

Wahl a rapporté l'observation d'un enfant qui, infecté par sa mère phtisique, aurait présenté d'abord une ulcération tuberculeuse de l'ombilic, puis une péritonite tuberculeuse.

Chez les enfants atteints de tuberculose à la suite de circoncision pratiquée par un rabbin tuberculeux, l'affection paraît avoir été constituée, dans un certain nombre de cas, par une ulcération grisâtre survenue une dizaine de jours après l'opération, et précédée de petits nodules qui s'étaient ulcérés. La plaie s'était étendue par la formation de nodules analogues développés à la périphérie. Généralement, quand le médecin était appelé à voir le malade, la petite ulcération était cicatrisée et les ganglions inguinaux seuls étaient tuberculeux.

Elsenberg a publié des observations analogues où les accidents avaient débuté par une ulcération du gland (Berlin, *Klin. Wochæschov*). Voir encore Hofmok, *Semaine médicale*, 26 mai et 2 juin 1886 ; Eve, *Bulletin médical*, 12 février 1888.

Beneke a rapporté l'histoire suivante : Un enfant de 7 mois s'était blessé à la face en tombant sur le crachoir de sa mère phtisique ; les plaies se cicatrisèrent rapidement, mais elles se rouvrirent au bout de six semaines ; à leur niveau, se développèrent des ulcérations torpides ; de nombreux ganglions cervicaux suppurèrent ; l'enfant succomba après 5 mois 1/2. A l'autopsie, il n'y avait pas de lésion viscérale importante, deux tubercules seulement dans la rate.

Le docteur Hanot a publié l'observation d'un malade, chez qui l'ulcération du membre supérieur lui paraît avoir été l'accident primitif et la porte d'entrée de la tuberculose.

Voici dans quels termes il expose la lésion qu'il eut

occasion d'observer (*Bulletin de la Société médicale des hôpitaux de Paris,* février 1884) :

Cette ulcération siège au niveau du bord cubital de l'avant-bras gauche. Elle prend naissance à trois centimètres au-dessus du poignet et s'étend vers le coude dans une longueur de 11 centimètres. Sa largeur est d'un centimètre et demi dans la plus grande partie de son étendue ; sur un point seulement elle atteint 4 centimètres. Elle est irrégulière et allongée suivant l'axe de l'avant-bras. Cette ulcération daterait de deux ans et aurait eu pour point de départ un panaris au pouce gauche contracté en manipulant de vieux os.

Les bords sont sinueux, déchiquetés par places, taillés à pic et estompés d'une lisière rouge, de quelques millimètres de large, au delà de laquelle la peau se montre absolument saine. La surface est recouverte d'une croûte épaisse, mamelonnée, fendillée, ici jaunâtre et formée par du pus desséché, là brunâtre ou noirâtre et colorée par le sang ; sur quelques points, cette croûte s'est détachée et a mis à nu une surface rougeâtre, atonique, inégale, semée d'îlots où la peau se montre complètement respectée et de dépressions remplies de gouttelettes purulentes, où au contraire elle se trouve profondément creusée comme à l'emporte-pièce.

A l'extrémité inférieure de cette vaste ulcération, et complètement séparée d'elle par un pont de peau saine, existe une petite ulcération arrondie et profondément excavée.

L'examen du pus recueilli à la surface de l'ulcère révèle l'existence de bacilles caractéristiques.

Examen histologique. — Sur des coupes préparées par le procédé de la double coloration, d'abord par le liquide d'Ehrlich, et ensuite par le bleu de méthylène, les bords déchiquetés de l'ulcération apparaissent constitués d'éléments embryonnaires formant une nappe interrompue, irrégulièrement caséifiée.

Cette infiltration se retrouve dans toute la zone sous-papillaire. Dans le voisinage de l'ulcération les papilles sont allongées, infiltrées aussi de cellules embryonnaires, mais beaucoup moins nombreuses, moins tassées qu'au niveau de l'ulcération, et dans la zone sous-papillaire.

Les glandes sont relativement peu atteintes ; l'envahissement par les cellules embryonnaires y est peu accusé et on peut affirmer qu'elles ne sont pas le point de départ du processus.

Au-dessous de la zone papillaire ainsi altérée, le derme est peu modifié ; on y note seulement que les faisceaux conjonctifs sont plus denses, plus compacts, sans parler des altérations vasculaires qui se retrouvent là d'ailleurs comme sur tous les autres points de la préparation, et sur lesquelles nous reviendrons.

A la partie la plus profonde du derme, sur les limites de la membrane et du tissu cellulaire sous-cutané apparaissent çà et là des amas d'éléments embryonnaires de forme nodulaire, à foyers caséeux multiples, et qui donnent assez l'image d'un certain nombre de follicules tuberculeux agglomérés.

Ici d'ailleurs, comme dans tout le reste de la préparation, les granulations grises font complètement défaut, surtout dans toute l'épaisseur du derme ou de la zone sous-dermique ; dans les parties infiltrées comme dans celles qui ne le sont pas, les artérioles sont profondément altérées.

La tunique interne est considérablement épaissie ; la lumière du vaisseau est rétrécie ; la tunique moyenne est aussi notablement hypertrophiée et, sur les zones de fibres-cellules séparées par du tissu conjonctif, ces fibres-cellules paraissent dégénérées, d'apparence cireuse, à peine teintées par le liquide colorant

L'adventrice, est également notablement hypertrophiée.

Çà et là, lacunes lymphatiques très élargies, d'ailleurs complètement vides. Sur les coupes, bacilles tuberculeux nombreux et très nets ; ils s'agglomèrent en colonies pressées dans la couche embryonnaire sous-papillaire et dans les amas nodulaires de la région sous-dermique ; ils sont moins nombreux dans les autres points de la coupe.

Des coupes pratiquées dans les ganglions de l'aisselle gauche montrent quelques cellules géantes contenant des bacilles.

Ces différents faits établissent qu'une ulcération cutanée peut être le premier accident de la tuberculose, le résultat d'une inoculation accidentelle; il n'en reste pas moins certain que l'ulcération tuberculeuse vraie de la peau est, dans l'immense majorité des cas, un accident secondaire survenant chez des tuberculeux avérés, avancés.

Complications. — Les ulcérations tuberculeuses primitives furent rapidement suivies, chez les enfants inoculés à la suite de la circoncision, de l'infection du système lymphatique de la région; les ganglions se tuméfient dans les quelques jours qui suivent l'apparition de la lésion; la réaction inflammatoire est même assez vive; il y eut rougeur, douleur, bientôt fluctuation; c'est même pour remédier à cette inflammation pénible des ganglions, beaucoup plus souvent que pour traiter une ulcération à laquelle ils n'attachaient pas d'importance, que les parents consultèrent le médecin. Après l'ouverture spontanée du ganglion, des fistules permanentes s'étaient établies ou bien il était survenu des plaies anfractueuses et de mauvais aspect. Les abcès, dans les cas où ils furent ouverts par le médecin, donnèrent issue à un pus grumeleux dont Ève put constater l'inoculabilité aux animaux.

Des abcès froids multiples et disséminés, des adénopathies à distance, une tuberculose pulmonaire ou méningée vinrent dans quelques cas traduire la généralisation de l'infection.

CHAPITRE IV

GOMMES SCROFULO-TUBERCULEUSES

L'histoire des gommes tuberculeuses a été l'objet d'une étude spéciale de notre savant maître, M. Besnier (voir *Dictionnaire encyclopédique des sciences médicales*, IVᵉ série, tome IX); les études histologiques de Brissaud, Josias, Balzer ont apporté la démonstration microscopique de leur nature tuberculeuse et permis de suivre les différentes phases de leur évolution.

Sous le nom de gommes tuberculeuses de la peau, on désigne des nodosités aux apparences inflammatoires, qui sont dues à la production, dans l'épaisseur du derme ou de l'hypoderme, d'un tissu à vitalité faible, à tendance nécrobiotique, dans lequel il est possible de relever la présence du bacille de Koch. Ces foyers pathologiques se traduisent sur le vivant par la production de nodosités qui se ramollissent et s'ouvrent à l'extérieur en laissant échapper un liquide puriforme renfermant un bourbillon constitué par les débris mortifiés du tissu constitutif. Ces lésions correspondent aux abcès froids des anciens, aux scrofulides phlegmoneuses du professeur Hardy, aux hydrosadénites scrofuleuses de Bazin.

Les gommes scrofuleuses, comme la gomme syphilitique, ne sont pas le résultat d'une inflammation banale survenue sur un terrain spécial, lymphatique; elles portent dès le début, en elles-mêmes, quelque chose de spécifique ; ce sont des scrofulomes par excellence, comme le dit M. Besnier, à la naissance desquels le bacille préside et dont le tubercule est la caractéristique anatomique.

Les gommes cutanées se présentent sous la forme de tumeurs du derme ou de l'hypoderme qui, petites et dures au début, augmentent de volume, se ramollissent, se nécrosent et s'éliminent ; de là, trois phases, trois périodes dans l'évolution complète d'une gomme, période de crudité, période de ramollissement, période d'expulsion et de réparation. Le nodule gommeux peut guérir par résorption et disparaître avant d'avoir subi la mortification. Qu'elle soit dermique ou hypodermique, la gomme tuberculeuse laisse, dès ses débuts, distinguer nettement au microscope le follicule tuberculeux, les cellules épithéloïdes, les cellules géantes, l'oblitération des vaisseaux, compagne habituelle du processus tuberculeux.

Au point de vue anatomique, la gomme tuberculeuse se distingue de la gomme syphilitique en ce que ses limites sont diffuses, sans tendance à l'encapsulement, tandis que dans celle-ci, même dans les périodes jeunes de la lésion, il y a tendance manifeste à l'enkystement.

Dans la gomme syphilitique, c'est à peine si on rencontre de loin en loin quelques cellules géantes à la limite de la zone centrale de dégénérescence et de la zone d'enkystement ; les vaisseaux ne s'oblitèrent que lentement et tardivement. Les masses caséeuses centrales sont lardacées, résistantes, entourées par une couche fibreuse épaisse ; dans les gommes tuberculeuses, ces masses n'ont plus la même solidité, elles se dissocient en grumeaux, ne sont point entourées d'une zone fibreuse d'enkystement ; les tissus, qui les limitent, présentent simplement les caractères des tissus enflammés sans tendance marquée à la sclérose.

L'examen histologique des gommes tuberculeuses permet de découvrir la présence de rares bacilles ; ceux-ci ont été quelquefois retrouvés dans le contenu purulent, plus souvent dans les parois (DEMME, SCHUCHARDT, KRAUSE, KOCH, CORNIL et BABÈS, PELLIZARI, LETULLE, DUPRÉ, VIDAL, DARIER). L'inoculation du tissu gommeux donne assez fréquemment des résultats positifs.

Dans les gommes scrofuleuses dermiques, ce qui domine, ce sont les altérations atrophiques des parties centrales. Le chorion est réduit à ses fibres élastiques, aux vaisseaux, aux glandes sudoripares et aux follicules pileux. A mesure qu'on se porte plus en dehors, on trouve une infiltration de cellules embryonnaires très épaisse. Les cellules sont surtout accumulées au pourtour des vaisseaux. A la périphérie des nodules existent des cellules géantes.

Dans les gommes scrofuleuses hypodermiques jeunes, Brissaud a pu constater l'existence d'une zone d'infiltration embryonnaire diffuse envoyant de nombreux prolongements dans les interstices du tissu conjonctif environnant ; au milieu de cette zone, on trouve des vaisseaux sanguins oblitérés, de nombreuses cellules géantes dispersées au milieu de petits amas de cellules épithéloïdes.

A la périphérie de cette zone embryonnaire, au voisinage du derme, on rencontre un certain nombre de follicules tuberculeux typiques.

En résumé les recherches histologiques ont montré d'une façon très nette l'existence au niveau des gommes tuberculeuses de toutes les lésions histologiques tuberculeuses : zone périphérique d'envahissement riche en cellules embryonnaires avec présence de follicules tuberculeux; oblitération rapide des vaisseaux et formation de cellules géantes souvent fort nombreuses; dégénérescence centrale caséeuse hâtive. Les gommes scrofulo-tuberculeuses se distinguent à première vue des gommes syphilitiques par le manque de tendance à la transformation fibreuse; dans l'une, le phénomène qui domine toute la scène pathologique est la tendance dégénératrice; dans l'autre, à côté de la dégénérescence caséeuse, la tendance à l'organisation fibreuse se dessine nettement.

Les gommes tuberculeuses se présentent, à leur début, sous forme de petits nodules durs, globuleux, indolents. dont le toucher révélera l'existence plus souvent que la vue, car ces nodules ne forment pas, à leur début, de saillie appréciable au-dessus des tissus normaux. Rapidement, beaucoup plus rapidement dans les gommes tuberculeuses que dans les gommes syphilitiques, les parties centrales de la tumeur se ramollissent et deviennent fluctuantes; la peau s'amincit, se mortifie; l'eschare se détache et de la cavité s'échappe un pus mal lié, grumeleux, renfermant un plus ou moins grand nombre de bourbillons filamenteux.

La gomme est une lésion essentiellement dépourvue de vitalité; dès ses périodes jeunes, la tendance dégénératrice est déjà nettement dessinée; dès les premiers temps de la formation du nodule, si on en pratique l'incision, on constate la dégénérescence caséeuse des parties centrales; après l'ouverture de la gomme le peu de vitalité de la lésion se traduit par la pâleur, la mollesse des bourgeons charnus qui recouvrent les parois.

La marche de l'affection varie quelque peu suivant

que la gomme a pris naissance dans le derme ou dans l'hypoderme.

Gommes tuberculeuses dermiques. — Les gommes scrofuleuses dermiques peuvent naître à des profondeurs différentes du chorion ; elles se manifestent, à leur début, sous la forme de petites infiltrations, de petites nodosités sous-jacentes à une tache rouge livide de la peau ; les phénomènes inflammatoires sont peu accusés à leur niveau ; les phénomènes douloureux spontanés font défaut ; la pression seule éveille quelque douleur. Peu à peu, lentement, en quelques semaines, en quelques mois, le foyer morbide s'étend en largeur, s'étale en nappe plus ou moins étendue, se rapproche de la surface, se ramollit en un ou plusieurs points ; la peau amincie, violacée, se rompt et apparaît perforée d'orifices plus ou moins larges conduisant dans des cavités irrégulières, aplaties, clapiers recouverts par un derme profondément altéré et d'où suinte un pus séreux, mal lié, grumeleux. Dans un certain nombre de cas ce pus épais se concrète au niveau des orifices fistuleux, se convertit en une croûte plus ou moins dense, qui fait fonction de véritable bouchon et oblitère l'orifice extérieur de la cavité gommeuse jusqu'au jour où le liquide pyoïde, accumulé au-dessous d'elle, chasse la croûte et s'échappe à l'extérieur.

L'extension de la lésion se poursuit d'une façon lente et plus ou moins régulière par la progression excentrique de la zone active périphérique et l'envahissement successif des tissus voisins, suivi de leur dégénérescence caséeuse.

L'agrandissement de la lésion peut encore se faire par la fusion d'un certain nombre de foyers primitivement indépendants ; de cette fusion de foyers multiples résulte la formation de cavités profondément irrégulières, de clapiers anfractueux dont le contenu se vide difficilement à l'extérieur.

La cicatrisation, la guérison de la lésion peut se produire soit naturellement, soit sous l'influence d'une intervention thérapeutique. Un bourgeonnement de bonne nature se manifeste sur la surface de la cavité, les parois opposées contractent à nouveau adhérence entre elles; la surface des parties, qui ont été atteintes, reste longtemps violacée livide; finalement, il reste une cicatrice étalée, inégale, bosselée, affaissée par suite de la destruction du derme, traversée par des brides cicatricielles irrégulièrement disposées, d'aspect difforme, pour l'atténuation de laquelle une intervention chirurgicale n'est souvent pas superflue.

La paroi supérieure de la cavité gommeuse, le derme aminci et violacé qui la recouvre, peut être envahi par un processus ulcéreux exceptionnellement actif, détruit dans une plus ou moins grande étendue; de là résulte la mise à jour d'une ulcération blafarde, saignante, à fond bourgeonnant et tomenteux, à sécrétion visqueuse, se recouvrant de croûtes adhérentes: cette ulcération n'est autre que la face profonde de la cavité gommeuse mise à découvert. Ces ulcérations sont susceptibles de progresser rapidement par leur périphérie et de donner ainsi naissance à une des formes de la tuberculose cutanée serpigineuse, maligne; à leur niveau peut prendre naissance une véritable scrofulo-tuberculose cutanée mutilante (BESNIER).

Les dimensions des gommes dermiques sont extrèmement variables; ici ce sont de simples nodules pisiformes, isolés, enchâssés dans le derme; là on rencontre ces mêmes éléments réunis en groupes d'étendue variable, comptant chacun un nombre plus ou moins grand de nodules ; ailleurs la lésion se présente sous l'aspect de nappes de formes irrégulières, allongées, ovalaires, linéaires, bifurquées.

Les gommes dermiques peuvent se rencontrer sur tous les points du corps; leur siège de prédilection est la face où on les observe de préférence sur les parties latérales, le long de la branche montante ou du bord inférieur du maxillaire inférieur.

La marche de l'affection est généralement lente, stationnaire, pendant de longues périodes de temps ; quelquefois au contraire rapide, surtout dans les formes infiltrées, où elle s'accompagne de phénomènes inflammatoires accusés, de suppuration vraie ; elle aboutit alors, après une fonte rapide, à la formation de perforations plus ou moins nombreuses de la peau.

Les gommes scrofuleuses dermiques peuvent s'observer à tous les âges, enfance, âge adulte, vieillesse ; mais c'est surtout une maladie de l'adolescence. Certaines saisons paraissent plus favorables à leur développement, propices à leur apparition, au réveil de leur activité dans les foyers éteints, tels sont la fin de l'hiver et l'automne (Besnier).

Gommes tuberculeuses hypodermiques. — Cette variété de tumeur prend naissance au-dessous du derme dans les couches profondes de la peau. Les gommes tuberculeuses hypodermiques peuvent se rencontrer sur tous les points du corps; leur nombre n'est jamais considérable; leur volume ne dépasse guère celui d'une noisette, d'une noix : chaque tumeur a une existence absolument indépendante ; ces gommes naissent, grandissent, s'ulcèrent, se cicatrisent chacune de leur côté, à des époques différentes, avec des rapidités variables.

Le début est absolument latent ; de longues semaines avant que la lésion ne vienne frapper l'œil et attirer l'attention par sa saillie à la surface de la peau, par des modifications optiques survenues dans la constitution de celle-ci, il est possible de constater dans l'hypoderme, par le palper, l'existence d'une petite tumeur globuleuse, dure, indolore, indolente, sans adhérence avec la face profonde du derme, roulant quelquefois sous le doigt. Peu à peu, lentement, ces tumeurs se rapprochent de la surface de l'enveloppe cutanée, rejoignent le derme, l'envahissent ; il devient alors difficile, si l'on n'a pas été appelé à constater les premières phases d'évolution du mal, de décider si l'on se trouve en présence d'une gomme primitivement dermique ou d'une gomme originairement hypodermique ayant atteint secondairement le derme.

Avant même que la tumeur n'ait rejoint et envahi le derme, il est possible de constater que sa consistance diminue et qu'un certain degré de ramollissement s'y produit. Quand le derme est envahi, quelques varicosités se dessinent à la surface de la peau ; celle-ci devient rapidement rouge livide, douloureuse à la pression ; la résolution est encore possible, mais elle est tout à fait exceptionnelle, même à la suite d'un traitement énergique, contrairement à ce qui s'observe dans la gomme syphilitique, pour laquelle il est toujours permis d'espérer la résolution dès lors qu'un traitement rationnel est institué.

Assez rapidement la petite masse devient manifestement fluctuante, et cependant une incision, pratiquée à cette époque, ne donne issue qu'à une faible quantité de liquide séreux, sanguinolent, filant, pyoïde, quelquefois caséeux ; la fluctuation n'était donc pas encore l'indice d'une accumulation de liquide au sein de la tumeur, mais la manifestation d'un tissu mollasse et fongueux, sans consistance. Le plus souvent, alors même que l'ouverture se fait tardivement et spontané-ment, le liquide, qui s'échappe par les orifices fistuleux, est peu abondant, et la destruction des couches supé-rieures de la peau ne fait que mettre à nu une surface ulcéreuse ayant tous les caractères de l'ulcère tuber-culeux.

Les tumeurs gommeuses de l'hypoderme évoluent plus lentement, s'accompagnent de phénomènes irrita-tifs moins accusés que les gommes du derme, par suite, probablement, de la vascularisation moins développée, de l'innervation moins perfectionnée, de la laxité plus grande des tissus, au niveau des couches profondes de la peau.

Du moment où la tumeur hypodermique est venue adhérer à la face profonde du derme, elle évolue comme une gomme du derme; celui-ci subit toutes les phases de l'évolution de l'infiltration tuberculeuse, que nous avons déjà appris à connaître; ce n'est pas par distension, par compression, que sa destruction se produit, mais bien par l'envahissement progressif du processus tuberculeux. Le degré d'atteinte du derme par ce processus sera des plus variables, suivant les cas. De la plus ou moins grande étendue de l'infiltra-tion tuberculeuse du chorion, de sa plus ou moins grande activité, résultera une destruction plus ou moins profonde, plus ou moins vaste de celui-ci; profondeur, étendue, joueront un rôle considérable dans la guérison de l'affection, puisque d'elles dépendra la plus ou moins grande facilité de recollement des parois, après ouver-ture de l'abcès gommeux.

Les gommes tuberculeuses du derme et de l'hypoderme peuvent se rencontrer chez des sujets atteints antérieurement, soit de tuberculose viscérale, soit d'une des formes de tuberculose cutanée que nous avons déjà étudiées; elles peuvent se développer chez des sujets ne présentant aucune autre manifestation tuberculeuse : c'est donc une forme tantôt primitive, tantôt secondaire, de la tuberculose cutanée.

Le nombre de gommes observées chez le même malade est extrêmement variable; tantôt on ne rencontre qu'une seule tumeur, tantôt on voit un nombre plus considérable de celles-ci se développer, à des époques plus ou moins éloignées, sur des points rapprochés ou distants de la surface du corps.

Chez quelques malades, il est facile de suivre le développement des gommes le long du trajet d'un lymphatique enflammé; celles-ci sont manifestement la suite d'une lymphangite noueuse tuberculeuse; elles se développent successivement en remontant le long du trajet du lymphatique de l'extrémité du membre vers sa racine.

Mon savant maître, M. le Dr Vidal, a publié, dans les bulletins de la Société médicale des hôpitaux, 1884, une observation fort intéressante de tuberculose gommeuse multiple de la peau.

Chez un malade atteint de tuberculose pulmonaire avancée, deux petites tumeurs se développèrent sur la partie antérieure de la poitrine, très voisines l'une de l'autre. Elles étaient dures et à peu près de la grosseur d'un petit haricot. D'abord la peau, à leur niveau, conservait sa coloration normale; plus tard, elle devint rouge, et, quelques semaines après, à mesure que les petites nodosités se ramollissaient, elle prit une teinte jaunâtre, puis s'ulcéra, en laissant échapper par son ouverture une matière blanchâtre, épaisse, ressemblant à du pus grumeleux.

Quelque temps après, quatre petites tumeurs analogues se formèrent dans la peau de la région de l'épaule et eurent une évolution identique à celle des précédentes. Une très petite tumeur de même nature, survenue à l'angle de l'œil, et une autre développée sur le bras, se ramollirent, et furent ouvertes par M. Notta, de Lisieux. Des croûtes encore adhérentes, et au voisinage de petites cicatrices violacées, indiquent les points occupés par ces tumeurs, dont une vingtaine au moins a dû atteindre le derme.

Sur l'épaule droite, dans l'épaisseur de la peau, deux petites tumeurs de la grosseur de grains de riz. Elles sont dures, élastiques et indolentes. Une troisième tumeur, au voisinage des précédentes, a la grosseur d'un pois ; elle est moins dure, et, en l'ouvrant, M. Vidal donne issue à de la matière caséeuse présentant, à l'œil nu et au microscope, les mêmes caractères que celle des tubercules caséifiés.

Le diagnostic de tuberculose de la peau, posé par M. Vidal, fut adopté par MM. Besnier et Lailler.

Après la mort du malade, l'examen de deux petites tumeurs démontra l'identité de leur structure avec celle des tubercules miliaires du poumon. Chez ce malade, il avait donc été possible de suivre l'évolution de la tuberculose de la peau, à toutes ses phases, depuis la granulation grise, en passant par tous les degrés de la caséification, jusqu'à la fonte purulente et même jusqu'à la cicatrisation.

Bazin a rapporté une observation à peu près semblable en son chapitre du molluscum.

Au mois de mars 1889, le professeur Fournier a présenté, à la réunion des médecins de l'hôpital Saint-Louis, une fillette de 10 ans atteinte de tuberculose cutanée géante à évolution serpigineuse. La plus grande partie du dos était le siège de petites tumeurs de couleur rouge foncé, ramollies pour la plupart, et dont plusieurs étaient confluentes. Il s'agissait de gommes scrofuleuses, dermiques, arrivées à plusieurs degrés d'évolution et en pleine activité.

Ces lésions siégeaient surtout sur la région dorsale inférieure et lombaire, et s'arrêtaient à la fesse. En quelques points existaient des gommes affaissées, ayant vidé leur contenu, plissées; un petit nombre étaient déjà cicatrisées. Un second groupe gommeux existait aux environs du mamelon droit; ce groupe paraissait avoir été le point de départ des inoculations dorsales. Les ganglions inguinaux, ceux de l'aisselle gauche, étaient tuméfiés. L'enfant était atteinte d'une tuberculose pulmonaire remontant à deux ans; les accidents cutanés avaient débuté dix mois auparavant, à la suite d'une chute.

Il semble s'être agi ici d'un cas de gommes confluentes ulcérées; le moulage de cette intéressante maladie figure au musée de l'hôpital Saint-Louis sous le n° 1418.

Le D\ Barié a publié une observation très intéressante, où la dissémination de la lésion a été suivie pas à pas et où sa nature tuberculeuse a été nettement mise en évidence par le résultat des inoculations. (*Bulletins et mémoires de la Société médicale des hôpitaux de Paris*, 292 et 398, année 1887.)

Tumeurs multiples sous-cutanées de la face, du corps thyroïde, du tronc et des membres chez un homme atteint de tuberculose pulmonaire (Présentation de malade, par M. le D\ E. Barié, médecin des hôpitaux).

Je vous demande la permission, Messieurs, de vous présenter un malade qui offre de réelles difficultés de diagnostic et sur lequel je serais heureux d'avoir l'opinion de notre Société médicale des hôpitaux. Le nommé G. (Charles), Italien, peintre de plafond, âgé de 31 ans, entre dans mon service à l'Hôtel-Dieu (annexe), salle Saint-Pierre, n° 26, dans les derniers jours de mai 1887. Il est malade depuis le mois de décembre 1886. A cette époque, il remarqua l'apparition d'une petite tumeur grosse comme une bille siégeant un peu en dehors de la commissure labiale droite. Cette tumeur d'abord dure, indolente, roulant un peu sous le doigt, était située immédiatement sous la peau qui a conservé sa coloration normale; peu à peu elle se ramollit et au bout de quelques semaines elle se transforma en un abcès qui resta fistuleux pendant près de trois semaines. En même temps, le malade constatait un développement considérable dans le corps thyroïde qui atteint bientôt le volume d'une mandarine.

Peu après, apparurent successivement un grand nombre de tumeurs analogues à celles de la face ; elles siégeaient dans le creux sus-claviculaire gauche en arrière de l'épaule droite, sur les deux bras, les cuisses, la région sacrée, les mollets et jusque sur la partie externe du talon gauche.

A son entrée dans les salles, je pus constater aisément l'existence de ces tumeurs, quelques-unes sont grosses comme des pois, d'autres comme une noisette, d'autres enfin égalent le volume d'une mandarine. Elles sont dures, indolentes pour la plupart, mais quelques-unes d'entre elles se ramollissent peu à peu et s'abcèdent, notamment celle qui occupe le creux sus-claviculaire gauche et une autre siégeant au tiers supérieur de la face interne du bras gauche.

Ce n'est pas tout encore : outre la présence de ces nombreuses tumeurs sous-cutanées, je relevais une tuméfaction énorme, de la région antérieure de l'articulation tibio-tarsienne du côté droit ainsi que de la face dorsale de l'articulation radio-carpienne. Du même côté, cette tuméfaction forme dans chacune de ces régions une véritable tumeur molle, entièrement fluctuante avec coloration un peu livide de la peau. Ces collections liquides sont péri-articulaires, les articulations ne sont point atteintes et peuvent accomplir leurs mouvements physiologiques sans provoquer de gêne bien apparente.

Cet ensemble symptomatique coïncide avec un état général médiocre : le malade a maigri, ses forces ont diminué, mais l'appétit est conservé et la fièvre nulle.

Le diagnostic à porter en pareil cas présente de réelles difficultés et j'ai dû tout d'abord faire plusieurs hypothèses relativement à la nature de ces tumeurs sous-cutanées.

On pouvait en particulier songer à l'existence de tumeurs gommeuses syphilitiques, mais le malade, outre qu'il récuse énergiquement toute infection vénérienne antérieure, ne présente aucune trace de syphilis ancienne ou récente, pas trace d'adénopathie ni d'alopécie, intégrité complète de l'isthme du gosier, aucune trace de lésions osseuses ou périostiques, pas de lésions des testicules, etc.

Quelques jours après, M. Barié complétait sa communication par l'exposé des résultats des inoculations pratiquées à un cobaye par M. Gaucher.

Le 13 juin 1887, quatre gouttes de pus sont injectées avec une seringue de Pravaz dans le péritoine d'un cobaye pesant 350 grammes. L'injection est faite dans le flanc gauche.

L'animal ne présente rien de particulier jusqu'au commencement d'octobre. A cette époque, il perd sa vivacité et se blottit au fond de sa cage.

Le 8 octobre, on trouve le cobaye couché en boule, ne mangeant plus, ne remuant plus, avec la respiration haletante et précipitée.

L'animal meurt dans la nuit du 9 au 10 octobre.

L'autopsie pratiquée le 10 octobre montre que les ganglions du mesentère sont énormes et envahis par la tuberculose. La rate est grosse et présente quelques fines granulations tuberculeuses. Le foie est gros, congestionné, mais ne renferme pas de tubercules. Les deux poumons sont le siège d'une tuberculose infiltrée dans tout le parenchyme ; il y a un épanchement pleural situé à gauche.

Cette expérience confirme la nature tuberculeuse des abcès du malade présenté par M. Barié, bien que la recherche des bacilles dans le pus ait été négative.

Le *pronostic* des gommes tuberculeuses est toujours grave, grave surtout quand on se trouve en présence de gommes multiples; celles-ci sont, en effet, l'indice d'une infection tuberculeuse déjà profonde et il y a lieu de craindre la production d'une infection viscérale et généralisée. La lymphangite gommeuse ascendante ne s'arrête que difficilement ; elle remonte jusqu'aux ganglions correspondant à la région malade, peut devenir l'occasion d'une infection générale, d'une tuberculose viscérale. Moins graves peut-être sont, malgré leur aspect tout aussi sérieux à première vue, certaines lymphangites gommeuses agminées, comme celles relevées dans l'observation de Jeanselme, comme celles présentées à la Société de dermatologie par mon collègue Hallopeau en 1890, qui se cantonnent dans une région, s'y multiplient, y végètent pendant un temps indéfini, sans présenter grande tendance à une infection plus étendue, se comportant comme de véritables tuberculoses locales. De telles gommes paraissent pouvoir être maîtrisées avec une facilité relative par un traitement énergique.

Enfin, il est des gommes, comme les gommes dermiques de la face en sont un très bel exemple, qui paraissent une affection absolument locale ; elles s'arrêtent facilement par un traitement approprié, mais réclament toute l'habileté du médecin pour ne pas laisser après elles des cicatrices difformes.

Ces quelques faits montrent combien est variable l'allure, le pronostic des gommes cutanées, et combien chaque cas demande à être étudié en particulier avant d'en fixer le pronostic.

Diagnostic. — Les analogies cliniques des gommes tuberculeuses et des *gommes syphilitiques* sont, dans nombre de cas, à ce point grandes qu'un diagnostic est des plus difficiles ; M. Besnier n'hésite pas à le déclarer irréalisable ; assez souvent cependant des différences dans l'allure, dans l'aspect extérieur de la gomme permettront d'en reconnaître la nature.

A la période initiale, où l'existence d'un noyau globuleux induré occupant le derme ou l'hypoderme constitue toute la maladie, le diagnostic objectif est la plupart du temps impossible; la marche de l'affection pourra presque seule établir des présomptions; dans les gommes scrofuleuses, le ramollissement est plus rapide et la fluctuation se dessine plus hâtivement. Arrivée à ce degré de développement, la gomme tuberculeuse est vouée fatalement à la suppuration complète et à l'ouverture; la gomme syphilitique est encore capable de guérir par résolution, par résorption. Si une tumeur gommeuse, devenue fluctuante, disparaît par résolution et sans s'ouvrir à l'extérieur, sa nature syphilitique peut être affirmée d'une façon presque absolue.

Après l'ouverture à l'extérieur, les caractères différentiels se dessinent; l'ulcération syphilitique a une forme plus nettement arrondie, plus régulière; les bords sont taillés à pic et non décollés, durs et infiltrés; le fond est creux, anfractueux, bourbillonneux; il est recouvert d'une fausse membrane épaisse, grisâtre, adhérente; les croûtes sont épaisses, élevées, rappellent l'aspect de certains coquillages; leur couleur est verte foncée ou verte noire, jamais blanche ou noire.

La gomme syphilitique est entourée d'une aréole rouge sombre, cuivrée, maigre de jambon, et non rouge violacée, comme la lésion tuberculeuse.

Les cicatrices des anciennes gommes syphilitiques révèlent souvent leur nature par la grandeur et la multiplicité des cicatrices; par leur configuration arrondie, à contours volontiers polycycliques; par la pigmentation souvent intense de leurs bords; par leur siège, commissure des lèvres, nez, région lombofessière, partie supérieure de la jambe.

En résumé, en dehors des antécédents, les caractères sur lesquels le diagnostic se basera, sont : l'aspect des croûtes; la coloration de l'aréole; l'amincissement ou l'induration, le décollement des bords; l'état végétant du fond ou son revêtement par une fausse membrane; l'orbicularité de la lésion. Parmi ces différents caractères, ceux qui semblent avoir l'importance la plus grande, sont l'orbicularité, l'état des bords; ce sont eux, en effet, qui, dans les gommes scrofuleuses et syphilitiques, conservent le plus fréquemment un certain degré de netteté dans l'une et l'autre lésion. C'est, du reste, un fait aujourd'hui admis de tous que chez les sujets en qui la scrofule et la syphilis se trouvent réunis, les lésions peuvent emprunter à l'une et à l'autre un certain nombre de leurs caractères, formant ces produits hybrides, véritables scrofulo-syphilides, comme le dit le professeur Fournier, que Ricord qualifiait du nom de scrofulates de vérole, indiquant par un terme emprunté à la chimie la fusion intime des deux lésions.

Les gommes scrofuleuses sous-cutanées ne sont pas facilement reconnues des gommes syphilitiques des mêmes régions, malgré les bases de diagnostic que nous venons de signaler : parfois les résultats du traitement d'essai sont seuls capables de fixer la décision. Je ne fais que mentionner les probabilités que pourront fournir les antécédents du malade, l'existence d'accidents contemporains et concomitants, l'évolution ordinairement plus rapide des gommes scrofuleuses.

Un chapitre important, de premier ordre, a été ouvert dans l'histoire des gommes, c'est celui de la *syphilis héréditaire tardive*. Le temps n'est pas bien éloigné où, en voyant survenir certaines lésions ulcéreuses chez des malades arrivés en pleine adolescence ou à l'âge adulte sans avoir jamais présenté aucun accident syphilitique, pas un de nous n'eût songé à rapporter ces lésions ulcéreuses à la syphilis; le médecin en pareil cas se rejetait irrésistiblement du côté de la scrofule. Aujourd'hui il est nettement établi que nombre de ces lésions ne sont que des manifestations tardives d'une syphilis héréditaire jusque-là silencieuse et cette notion a été établie pour le plus grand bien des malades qui guérissent la plupart rapidement sous l'influence du traitement mixte iodo-hydrargyrique. Avoir la possibilité d'une telle confusion présente à l'esprit, c'est posséder le moyen de l'éviter, car la plupart des lésions héréditaires tardives présentent quelque caractère syphilitique suffisamment net pour permettre de poser facilement le diagnostic, le jour où on arrive à le discuter; on aura pour se guider, en dehors des accidents locaux, le développement incomplet, imparfait du sujet, le nez ensellé, les dents d'Hutchinson, la kératite interstitielle.

Je ne m'étendrai pas sur les analogies qu'une gomme naissante peut présenter avec les différentes *tumeurs du derme et de l'hypoderme;* le ramollissement rapide de la tumeur, son ulcération, viendront, en cas d'hésitation, limiter le nombre des affections avec lesquelles il serait permis d'hésiter. L'état général du malade fournira un certain nombre d'indications : le lépreux, par exemple, aura ses taches érythémateuses, ses zones d'anesthésie, ses névrites, etc. ; le malade atteint de gomme scrofuleuse sera un sujet lymphatique, avec blépharites ciliaires, impétigos à répétitions, engorgements ganglionnaires multiples, etc., ou bien un tuberculeux avéré. Certaines affections auront des sièges de prédilection différents :

Le sarcome, par exemple, débute par les extrémités ; il est une affection de l'âge avancé; il s'accompagne de sensations de tension, de **prurit,** de picotement. Des nodules multiples, isolés, bleuâtres ou **rougeâtres** se développent, durs, chondroïdes, sessiles ou pédiculés; ces nodules peuvent disparaître par résorption, s'ulcérer. L'affection se distinguera de la gomme scrofuleuse par le lieu de son apparition, par la multiplicité des nodules, par sa consistance, par son mode d'ulcération. C'est en s'appuyant sur de telles données qu'on arrivera à prévoir la nature d'une gomme même à ses débuts.

CHAPITRE V

COMPLICATIONS DES TUBERCULOSES CUTANÉES.
INFECTIONS SECONDAIRES

Les tuberculoses locales cutanées ne restent malheureusement pas toujours aussi locales que leur nom semble l'indiquer ; elles peuvent devenir le point de départ d'infections secondaires susceptibles de s'étendre à une plus ou moins grande distance du point primitivement atteint, infections capables de produire des désordres considérables dans l'économie, d'entraîner même la mort soit par l'étendue même des lésions, soit par l'importance des organes secondairement atteints.

L'infection secondaire ne se produit pas avec une égale fréquence à la suite des différentes espèces de tuberculose cutanée : elle semble, relativement au nombre des observations, beaucoup plus facile à la suite des tuberculoses inoculées accidentellement.

La plupart des cas de lupus évoluent pendant un nombre considérable d'années sans être suivis d'infection dans le voisinage ou à distance du foyer morbide primitif : l'affection reste éminemment locale. Les ulcérations tuberculeuses, malgré leur gravité clinique, malgré le haut degré de virulence dont elles semblent douées, ne semblent pas donner facilement naissance à des infections secondaires. L'allure des différentes gommes est, au point de vue que nous étudions, très dissemblable : quelques-unes constituent une affection vraiment localisée ; le malade reste pendant un temps plus ou moins long atteint d'une seule gomme ; la maladie reste absolument, ou tout au moins pendant fort longtemps, cantonnée dans le point primitivement atteint. Il est des gommes, au contraire, qui se multiplient, pullulent avec rapidité ; dans ce dernier cas, il semble que toutes relèvent d'une même infection dont l'action se poursuit avec activité et se traduit par la production incessante de nouveaux foyers multiples et successifs d'apparence gommeuse, plus ou moins distants les uns des autres. En pareil cas, on ne peut véritablement dire qu'une gomme ait été le point de départ de l'infection qui donne naissance à ses voisines, qu'elle soit devenue un centre d'infection ; tout aussi souvent au moins il est admissible que la même infection tuberculeuse, atteignant simultanément ou successivement des points variés de l'économie, a donné naissance à plusieurs foyers morbides d'apparence gommeuse ; une gomme n'est pas d'une façon manifeste la fille de l'autre ; elles sont plutôt les accidents simultanés ou successifs d'une même intoxication.

Infections secondaires au cours des tuberculoses inoculées. — L'infection secondaire est fréquente à la suite de l'inoculation tuberculeuse. Peu de temps après l'apparition du foyer primitif tuberculeux, on peut voir, et de telles observations ne sont pas rares, se former de nouveaux foyers tuberculeux dans le voisinage de la lésion première. Ces foyers ont le plus habituellement l'aspect de lymphangites gommeuses, et peuvent aboutir à la formation de véritables ulcérations tuberculeuses. Chez un certain nombre de malades,

il est possible de suivre pour ainsi dire pas à pas
la migration de l'affection à travers le système lymphatique ; non seulement on constate la tuméfaction
des ganglions, mais aussi celle des vaisseaux lymphatiques qui se présentent sous l'aspect de cordons durs,
enflammés d'une façon plutôt indolente et chronique,
reliant entre eux les différents centres tuberculeux.

Dans l'observation communiquée par le docteur
Merklen à **la Société** médicale des hôpitaux, en
juin 1885, cette migration à travers le système lymphatique ressortait nettement, voici quelle fut la succession des accidents :

*Tuberculose du médius. Tuberculose du dos de la
main et de l'avant-bras. Lymphangites tuberculeuses.*

Deux mois après la mort de son mari enlevé par une
tuberculose pulmonaire, la malade voit apparaître sur la face
dorsale du médius droit et à la racine de l'index gauche,
de petits boutons rouges et douloureux ; suppuration avec
croûtes ; puis formation *in situ* de placards légèrement verruqueux. Un mois après, développement à la face antérieure du bras de trois nodosités dures, saillantes, de la
grosseur d'un pois. Ces petites tumeurs augmentèrent de
volume, se ramollirent ; la peau à leur niveau prit une
teinte rouge livide ; et bientôt les deux plus élevées s'ulcé-
rèrent et se recouvrirent de croûtes. Au bout de quelques
semaines, les mêmes lésions se développèrent sur le dos de
la main et à la région externe de l'avant-bras. Enfin une
petite éruption analogue se fit à la face interne du coude
droit.

Des nodosités peuvent être parfaitement suivies par la
vue et le palper tout le long des troncs des lymphatiques
superficiels qui, partant de la racine de l'index, vont constituer le groupe externe ou radial. Elles forment une sorte
de chapelet, dont les grains se succèdent sur une ligne
tendue de l'index à la paroi antérieure de l'aisselle, en

passant à la face dorsale de la main et de l'avant-bras, au-devant du coude et de la face antérieure du bras.

Les plus petites nodosités ont le volume d'un grain de mil; elles siègent dans l'hypoderme et sont mobiles sous la peau. On en sent un grand nombre à la région externe de l'avant-bras près du coude. A un degré plus avancé, ces petits **grains font corps avec la peau et forment une saillie appréciable à la vue.**

A la face dorsale de la main et de l'avant-bras, ce sont de gros tubercules, du volume d'un pois, jusqu'à celui d'un noyau de cerise, les plus petits durs, les plus grands ramollis à leur centre ; ils sont indolents, et la peau, à leur niveau, violacée et amincie.

A la face antérieure du coude, un de ces tubercules, devenu plus gros, est mou et fluctuant, présentant tous les caractères d'une gomme cutanée; le pus contient des bacilles de la tuberculose. Les noyaux tuberculo-gommeux, situés plus haut, sont ulcérés et recouverts de croûtes.

Toutes ces nodosités sont réunies par des cordons durs, qu'on sent nettement au coude, et qui sont évidemment des vaisseaux lymphatiques chroniquement enflammés. Enfin on trouve dans l'aisselle, en arrière de sa paroi antérieure, plusieurs ganglions durs, gros et d'ailleurs indolents.

Signes incontestables d'infiltration tuberculeuse des deux poumons.

Chez la malade de Merklen, les lésions secondaires s'étaient développées d'une façon régulière en suivant manifestement le trajet des lymphatiques de l'avant-bras et du bras ; dans une observation de M. Jeanselme, *in* thèse Lefèvre, Paris, 1888, les foyers secondaires, onze mois après le début des accidents, n'avaient pas dépassé le poignet. Il existait sur le dos de la main plusieurs cordons de lymphangite noueuse.

Ulcérations tuberculeuses des doigts. — Lymphangites noueuses et abcès tuberculeux du dos de la main.

La femme d'un malade, mort de tuberculose pulmonaire, voit, un mois après la mort de son mari, apparaître sur la face palmaire des dernières phalanges du pouce et de l'annulaire deux petites ulcérations qui fournissent un pus roussâtre et ne se cicatrisent qu'après une dizaine de mois.

Une quinzaine de jours après l'apparition des deux boutons, survient, sans douleur, une sorte de nouure rouge sur le bord interne de la face dorsale de l'annulaire; quelques jours après, nouvelle nouure vers la tête du métacarpien de l'annulaire, au centre du dos de la main; peu de temps après troisième nodule à moitié de la hauteur du métacarpien; enfin, neuf mois environ après, un quatrième noyau, un peu plus gros, se développe à la face dorsale du poignet un peu au-dessous et en dehors de l'apophyse styloïde du cubitus.

Onze mois après le début des accidents, au moment de l'entrée de la malade à l'hôpital, on trouve, occupant à peu près toute l'étendue de la face palmaire de la première phalange de l'annulaire gauche, un épaississement dermique nodulaire, du volume d'une noisette, dur, peu élastique; il est mobile sur les tissus profonds, tout à fait indolent, d'un gris pâle légèrement violacé.

Au pouce gauche, un épaississement dur, moins volumineux, adhère à l'extrémité de la dernière phalange; son aspect est le même que celui de l'annulaire.

Dans ces deux points on voit quelques petites dépressions cupuliformes, d'aspect cicatriciel à la surface des épaississements.

De l'épaississement de l'annulaire part une traînée rouge violacée qui monte sur le bord interne et paraît cesser au niveau de l'articulation métacarpo-phalangienne; cette traînée est surmontée de deux saillies : l'une plus grosse, très molle, laissant voir un liquide puriforme à travers l'épiderme aminci; l'autre, moins volumineuse, ferme, porte au centre une petite croûte jaune; cette croûte enlevée, on voit sourdre une grosse goutte de liquide jaune louche.

Une seconde traînée, sur le prolongement de la première, commence au-dessus de la tête du métacarpien de l'annulaire, monte capricieusement vers la base du troisième métacarpien. Les deux extrémités de cette traînée sont marquées par des saillies du volume d'un noyau de cerise; la traînée elle-même est saillante et moniliforme.

Enfin, un troisième groupe, isolé des deux premiers, est situé sur la face dorsale du poignet, au-dessus de l'apophyse styloïde du cubitus et composé de trois nodules : l'un du volume d'une noisette, sensible et violacé, fluctuant, le second et le troisième du volume d'une lentille, durs, indolents, mobiles.

Pas de lymphangite le long des lymphatiques du pouce, rien à l'avant-bras. Ganglion épitrochléen, ganglions axillaires et carotidiens non tuméfiés.

Rien au membre supérieur droit.

L'examen du produit du raclage démontra la présence de bacilles peu abondants.

Ces deux observations montrent que les lésions observées au niveau des vaisseaux lymphatiques sont des inflammations à réactions peu violentes, à extension lente, donnant lieu à des inflammations nodulaires suppuratives prenant les aspects des gommes tuberculeuses. Cette inflammation peut remonter jusqu'aux ganglions où aboutissent les lymphatiques de la région dans laquelle l'inoculation tuberculeuse a eu lieu. Mais il s'en faut qu'on puisse toujours constater l'existence de lymphangites tuberculeuses entre le foyer initial et les ganglions. Le plus souvent ceux-ci se prennent sans qu'il soit possible de relever la présence de vaisseaux lymphatiques malades, enflammés, épaissis, tuberculeux, entre le point primitivement malade et le ganglion devenu tuberculeux.

Il n'est en aucune façon possible de retrouver le chemin suivi par le virus et, en apparence au moins, le système lymphatique est sain entre le ganglion malade et le niveau de la piqûre.

La tuméfaction des ganglions peut acquérir des dimensions considérables et amener la production de tumeurs volumineuses; l'inflammation aboutit, dans quelques cas, à la formation de véritables abcès, à l'ouverture desquels succède une ulcération aux apparences tuberculeuses : chez le plus grand nombre des malades, il se produit simplement une tuméfaction indolente ou peu douloureuse, irrégulière, des glandes lymphatiques, qui restent en cet état pendant un temps indéfini.

La tuméfaction ganglionnaire se montra hâtivement chez les enfants atteints de tuberculose cutanée à la suite de l'opération de la circoncision. Dans l'épidémie que Lehmann eut l'occasion d'observer chez des enfants juifs, circoncis par un rabbin tuberculeux, les premiers signes d'infection de la plaie se manifestàient dix jours après l'opération par l'apparition d'une ulcération grisâtre à marche extensive que l'engorgement des ganglions de l'aine suivait rapidement. Elsenberg observa un enfant infecté dans les mêmes circonstances; deux mois après l'opération les ganglions de l'aine étaient pris ; à chaque pli de l'aine, il existait une véritable tumeur ganglionnaire, celle de gauche était ulcérée. Derrière l'oreille gauche, au voisinage de l'apophyse mastoïde, tumeur fluctuante. — Rien du côté des poumons et du tube digestif. — L'enfant finit par succomber et l'examen microscopique confirma la nature tuberculeuse des lésions.

Des dix petits malades de Lehmann, trois guérirent après avoir présenté pendant une année tous les accidents de la scrofule ganglionnaire.

Dans une observation intéressante de Karg, des accidents d'infection se sont développés au voisinage d'un ancien tubercule anatomique, alors que les lésions déjà anciennes étaient, sans cause connue, repassées à l'état aigu. Un fait important est relevé dans cette observation, c'est la présence des bacilles de Koch dans la paroi des abcès tuberculeux secondaires en même temps que leur absence ou leur rareté dans le pus.

Tubercule anatomique ancien. — Poussée aiguë. — Nodosités tuberculeuses de l'avant-bras ; ablation. — Bacilles de Koch dans la paroi des abcès.

Un employé de l'Institut pathologique portait depuis plusieurs années au pouce gauche, près de l'articulation métacarpo-phalangienne, un tubercule anatomique qui, traité de bien des façons, avait tantôt augmenté, tantôt diminué, sans jamais guérir.

Il y a huit semaines, la lésion devient le siège d'un nouveau gonflement, de rougeur et de douleur : un peu plus tard apparaissent sur l'avant-bras quelques petites nodosités indolentes.

Le malade est vu pour la première fois par Karg, le 8 juin. Indépendamment de son tubercule enflammé, il présente au niveau de l'avant-bras, sur le trajet des lymphatiques partant du pouce, cinq petits abcès sous-cutanés, le plus gros du volume d'une cerise se montrant avec tous les caractères des suppurations tuberculeuses. Un de ces abcès est ouvert, l'orifice très petit et entouré de granulations fongueuses donne issue à un pus ténu et conduit dans une cavité anfractueuse creusée sous la peau qui, à ce niveau, est amincie et d'un rouge violacé.

Enfin, plus haut, à la face antérieure du coude et sur le trajet de la veine basilique, on sent deux noyaux durs de la grosseur d'un pois, glissant sur l'aponévrose. Dans l'aisselle, on trouve un seul ganglion augmenté de volume, mais non douloureux.

En présence de ces diverses lésions, Karg pensa à l'introduction dans les lymphatiques de virus tuberculeux prove-

nant du tubercule anatomique, introduction ayant déter-
miné des abcès tuberculeux péri-lymphatiques. L'examen
ultérieur confirma cette hypothèse. Le malade ayant été
chloroformé, ses abcès furent incisés et, après évacuation
d'un pus grumeleux, il fut aisé de voir que leurs parois présentaient tous les caractères propres aux abcès tuberculeux. Karg fit alors l'extirpation de tous les tissus malades, y compris la peau amincie et altérée. Les nodosités
du coude furent enlevées de la même manière et autant que
le permettait l'état du tégument, le tubercule anatomique
du pouce fut extirpé par un procédé analogue.

Les tissus malades furent soumis au double contrôle
des cultures et de l'examen microscopique. Par la culture
sur des plaques de gélatine, le pus extrait des abcès donne
un coccus blanc analogue au staphylococcus de Rosenbach,
mais pas de bacilles de la tuberculose. Par contre, l'examen microscopique des coupes faites après durcissement,
soit des nodosités sous-cutanées, soit des parois d'abcès,
donna des résultats positifs. Le pus, comme on pouvait s'y
attendre, ne contenait pas de bacilles, mais l'examen des
coupes, après des recherches longues et laborieuses, permit
d'en découvrir le plus souvent à l'état isolé. La paroi des
abcès avait d'ailleurs la structure des membranes tuberculeuses : cellules géantes, pas de vaisseaux, peu de coloration par l'aniline indiquant la nécrose de coagulation. Les
noyaux lymphangitiques avaient la structure suivante :
centre caséeux entouré de cellules géantes et de bacilles, le
tout noyé dans une épaisse couche de globules blancs.

Le malade est actuellement guéri, on constate seulement
encore un peu de tuméfaction indolente du ganglion axillaire, que Karg se dispose à extirper s'il augmente de
volume. L'auteur se demande en terminant si quelques
bacilles n'ont pas échappé à son intervention et si le malade
ne reste pas exposé à une infection générale.

Les phénomènes d'infection secondaire se sont mon-
trés un certain nombre de fois du côté des gaines ten-
dineuses voisines de la lésion initiale ; c'est ce qui se
passa chez la malade de Tscherning.

Nodule tuberculeux du médius ; extirpation. — Synovite tuberculeuse de la gaine. — Adénites tuberculeuses épitrochléenne et axillaire.

La cuisinière du professeur H..., atteint de tuberculose pulmonaire, se blesse au doigt en cassant un crachoir. Un nodule tuberculeux se développe au niveau de la piqûre ; le docteur Tscherning l'enlève. Quelque temps après, *empâtement de la gaine tendineuse*, production de deux ganglions épitrochléens et axillaires ; le professeur Studggaard les enlève, résèque le tendon et sa gaine au niveau du milieu de la paume de la main, après avoir énucléé le médius au niveau de l'articulation métacarpo-phalangienne.

L'examen histologique démontra la présence des bacilles de Koch dans les ganglions extirpés et dans les granulations élémentaires de la gaine séreuse.

L'observation du docteur Martin du Magny (*Inoculation tuberculeuse chez l'homme*, Th., Paris, 1885), montre avec quelle ténacité l'affection peut se propager et comment une tuberculose pulmonaire peut être le dernier terme de cette infection.

Tuberculose du doigt. — Tuberculose ascendante de la main, de l'avant-bras, du bras. — Tuberculose pulmonaire terminale.

Un gainier, porteur au doigt d'un durillon professionnel, voit se développer à son niveau deux petites ulcérations à suppuration séreuse et mal liée. L'incision et la cautérisation avec le thermo-cautère n'amènent point la fermeture de l'abcès et la cessation de la suppuration. En septembre 1884, amputation du pouce dans la continuité de la phalange ; persistance de trois trajets fistuleux au niveau de la cicatrice.

La région thénar était gonflée ; trois mois après ce fut l'auriculaire qui augmenta de volume, les mouvements devinrent impossibles. A ce doigt, également vers la partie moyenne de la phalange, apparut un point blanc qui fit place à un orifice par lequel s'écoulait du pus mal lié.

Alors le poignet se prit, la partie antérieure enfla notablement, les mouvements des doigts devinrent impossibles. Jusqu'ici l'état général s'était maintenu, mais à cette époque l'amaigrissement est notable, des sueurs nocturnes surviennent.

Le malade entre à l'hôpital Saint-Louis, où il est opéré le 3 février 1884. On pratique l'amputation de l'avant-bras au lieu d'élection. La cicatrisation se fit rapidement et B... fut envoyé à Vincennes, où il resta un mois, puis il revint à l'hôpital pour faire ouvrir un abcès qui s'était formé à la partie interne du moignon. L'abcès est ouvert, drainé, mais depuis cette époque la suppuration n'a pas cessé.

Au moment où nous voyons le malade, le moignon est gonflé, empâté, n'est pas douloureux. L'ouverture qui a été pratiquée forme l'extrémité d'un trajet qui se dirige vers le pli du coude.

Depuis sept mois, une tumeur s'est montrée au niveau du sternum, à la hauteur de l'articulation chondro-sternale de la quatrième côte. Cette tumeur, petite d'abord, atteint aujourd'hui le volume d'un œuf, elle est molle et fluctuante.

L'auscultation permet de constater une certaine rudesse de la respiration, quelques râles de bronchite au niveau de la base droite. Le malade est amaigri, débilité.

Le professeur Verneuil pratique l'amputation du bras le 20 novembre. Le moignon, et surtout le trajet dont nous avons parlé, étaient pleins de fongosités.

Quelquefois les lésions tuberculeuses se sont montrées dans des régions fort éloignées de celle où l'inoculation avait eu lieu, et sans qu'il fût possible d'établir exactement par quelle voie la dissémination s'était faite. Chez le malade, dont M. Verneuil a communiqué l'observation à l'Académie de médecine au mois de janvier 1884, le foyer initial s'était développé sous l'ongle de l'annulaire droit; il y eut un abcès du dos de la main. Assez longtemps après, deux abcès tuberculeux se montrèrent à la région lombaire. Il est vrai de dire qu'à cette époque le foyer de la main ne s'était pas encore éteint.

Chez un certain nombre de malades, des tuberculoses viscérales se sont développées, qui paraissent bien dues à une infection secondaire. Des accidents de méningite tuberculeuse se déclarèrent chez des malades, soignés par Lehmann, chez lesquels une tuberculose du gland était survenue à la suite de circoncision opérée par un rabbin tuberculeux. Les malades de Merklen, Martin du Magny, Verchère furent atteints d'une tuberculose pulmonaire que ces auteurs ont pu considérer comme le résultat des progrès de l'infection.

Le professeur Leloir a publié (*Annales de dermatologie*, 1886), l'observation d'une enfant de 6 ans, qui, à la suite du développement d'un placard papillomateux du dos de la main, eut successivement une lymphangite gommeuse de l'avant-bras, du bras, une adénite axillaire et sus-claviculaire, et finalement une tuberculisation pulmonaire du même côté. Tous les accidents s'amendèrent et guérirent à la suite du traitement des accidents cutanés.

Le malade du docteur Hanot succomba à une tuberculose pulmonaire que ce savant observateur est porté à considérer comme consécutive à l'ulcération tuberculeuse du bras dont il était atteint. (Soc. méd. hôpitaux de Paris, bulletins et mémoires, fév. 1884.)

Quelquefois ce sont les grandes séreuses qui s'envahissent secondairement.

Wahl a rapporté l'histoire d'un enfant nouveau-né qui, infecté par sa mère phtisique, fut atteint d'un ulcère tuberculeux de l'ombilic et contracta ensuite une péritonite tuberculeuse à laquelle il succomba.

Infections secondaires à la suite du lupus tuberculeux.

L'altération du système lymphatique, espaces lymphatiques et lymphatiques canalisés, autour du nodule tuberculeux, joue un rôle considérable dans la constitution, dans l'évolution de la plaque lupique. Les engorgements inflammatoires localisés, qui contribuent pour une grande part à donner à la plaque lupique son épaisseur et son aspect spécial, sont, pour une certaine part, le résultat d'infections secondaires se produisant autour du nodule tuberculeux; mais ils font à tel point partie intégrante de la masse lupique que nous avons été fatalement conduits à en parler en étudiant la plaque lupique même : nous étudierons seulement le rôle du système lymphatique dans la propagation à distance de l'infection tuberculeuse dont le lupus tuberculeux peut devenir l'origine.

Les infections secondaires du système lymphatique consécutives au lupus se produisent soit dans le tissu lymphatique vague, dans les mailles du tissu cellulaire ambiant, soit dans le système lymphatique canalisé, vaisseaux et ganglions lymphatiques. Aux premiers accidents correspondent les œdèmes lymphangitiques à aspect d'érysipèle.

A la seconde variété appartiennent les lymphangites tuberculeuses vraies, avec ou sans production sur leur trajet, de véritables gommes scrofulo tuberculeuses; avec ou sans la tuméfaction des ganglions auxquels aboutissent les lymphatiques de la région.

Dans le cas où l'infection secondaire se fait d'une façon aiguë par le système lymphatique non canaliculaire, le travail d'infection se fait quelquefois avec une telle acuité, présente des caractères inflammatoires si accusés que les manifestations revêtent les apparences de l'érysipèle. Le début des accidents est marqué par une élévation thermique considérable, la fièvre s'allume, elle atteint dans quelques cas, 39°, 40°. La région malade devient sensible, se tuméfie ; de ses bords se détache une plaque rougeâtre, plus ou moins saillante, qui s'avance progressivement de plus en plus loin sur les tissus sains avoisinants. Les ganglions correspondants se tuméfient et deviennent douloureux. Cette poussée inflammatoire se distingue ordinairement de l'érysipèle vrai par la délimitation moins nette de l'érythème, par le manque de bourrelet périphérique, par l'intensité moindre de la fièvre et de la réaction générale, par la brièveté de sa durée, par son peu de tendance à envahir le cuir chevelu au bord duquel elle s'arrête habituellement. En quatre ou cinq jours, la poussée inflammatoire est terminée ; la fièvre tombe, la résolution s'opère rapidement. Assez souvent cependant cette résolution est incomplète ; tantôt il persiste une certaine induration du derme, acheminement vers les formes éléphantiasiques du lupus : tantôt on voit survivre, à plus ou moins grande distance du foyer primitif, des indurations nodulaires du derme, qui peuvent se ramollir, suppurer, se comporter comme de véritables gommes tuberculeuses. Dans d'autre cas, ces poussées inflammatoires deviendraient, d'après le professeur Leloir, l'occasion de poussées de tubercules nouveaux, soit au niveau du placard lupeux, soit dans son voisinage, soit à une certaine distance du foyer primitif.

Dans quelques cas, on voit de la plaque lupique, partir, à la suite de la poussée érysipélatoïde, des lymphangites indolentes manifestement tuberculeuses, susceptibles de présenter sur leur trajet un certain nombre de nodules qui se tuméfient, se ramollissent, s'ulcèrent,

offrant l'allure typique des lymphangites nodulaires
gommeuses. Cette inflammation peut remonter jusqu'aux ganglions lymphatiques de la région, qui
deviennent à leur tour tuberculeux. De là l'infection
pourrait se disséminer jusque dans les viscères et particulièrement dans le poumon.

Ces inflammations à allures érysipélateuses ont été
considérées comme susceptibles d'amener la guérison, ou tout au moins l'amélioration du lupus; cette
influence bienfaisante a été pour le moins beaucoup
exagérée et, à la suite des poussées inflammatoires, la
dissémination des lésions tuberculeuses a plus souvent
été observée que la rétrocession; de telles poussées
inflammatoires servent plutôt à disséminer le virus
qu'à en réparer les effets nuisibles.

Tout est-il tuberculeux dans ces poussées inflammatoires à allures érysipélateuses, auxquelles succèdent
la formation de nouveaux foyers tuberculeux? Ou
faut-il admettre que ces poussées inflammatoires sont
dues à des infections secondaires de nature différente
produites au niveau du foyer tuberculeux primitif? sur
la peau, modifiée par ces poussées inflammatoires d'autre
nature, la tuberculose pousserait plus facilement que
sur la peau normale, et ainsi s'expliquerait l'extension
des foyers tuberculeux après leur apparition. Ce sont
des hypothèses encore à l'étude; mais aujourd'hui que
nous avons pu étudier les réactions violentes provoquées au niveau de la peau par la tuberculine de
Koch, que nous avons pu observer les accidents à
aspect érysipélateux que provoquent ces infections,
rien n'empêche d'admettre que les poussées inflammatoires périlupiques soient entièrement tuberculeuses
depuis leur début jusqu'à la fin, sans pouvoir dire

jusqu'à quel point la dissémination du microbe même ou l'action irritante des toxines formées dans sa sphère interviennent dans la genèse des accidents.

L'infection viscérale s'observerait facilement à la suite des poussées érysipélatoïdes, s'il faut en croire quelques observations publiées par le professeur Leloir, qui a pu établir la série suivante des accidents : lymphangites réticulaires ou œdème lymphangitique lupeux (érysipèle dit des strumeux), partant du foyer lupeux et l'entourant ; engorgement des ganglions cervicaux ; engorgement des ganglions sus-claviculaires ; phénomènes locaux et généraux indiquant une tuberculisation d'un poumon ou de tous les deux.

Du côté des membres, les poussées inflammatoires se produisent plus souvent sous l'aspect de poussées lymphangitiques, de lymphangites réticulaires, que d'inflammations à aspect d'érysipèle. Chez les malades atteints de lupus éléphantiasique du membre inférieur, il est fréquent de voir se produire de telles poussées lymphangitiques et, à chaque poussée, l'induration, l'épaississement du membre augmentent.

Chez un certain nombre de lupiques, les ganglions correspondant à la région malade se tuméfient sans qu'il soit possible de constater l'influence sous laquelle cette tuméfaction s'est produite, la voie par laquelle l'infection s'est faite ; l'altération des vaisseaux lymphatiques intermédiaires n'a jamais été manifeste Un certain nombre des tuméfactions ganglionnaires, qui s'observent dans la région occupée par un lupus, sont certainement dues à une infection surajoutée, d'origine non tuberculeuse ; quelques-unes d'entre elles sont incontestablement tuberculeuses. Le professeur Leloir, ayant inoculé le pus de tels ganglions dans la cavité péritonéale de cobayes a provoqué le développement de tuberculoses péritonéales incontestables.

Une grosse question dans l'histoire des infections consécutives au lupus est celle des infections viscérales et en particulier de la fréquence de la tuberculose pulmonaire consécutive au lupus. Il est certain que la tuberculose pulmonaire n'est pas rare chez les lupiques.

Le docteur Renouard, dans une thèse inspirée par son maître, M. Besnier, donne la statistique suivante : sur 87 lupiques, 10 étaient atteints de tuberculose chronique vulgaire; 8, de cette tuberculose à allures intermittentes et paroxystiques dont Besnier a signalé la fréquence chez les malades atteints de lupus de Willan; 15 présentaient le schème de congestion indiqué par le professeur Grancher; 33 lupiques sur 87 étaient donc atteints de tuberculose pulmonaire, 18 avaient des signes très manifestes. Le professeur Leloir a rencontré 10 tuberculeux sur 17 lupiques; sur 159 malades, Bender (THIBIERGE, *Revue des sciences médicales* 1891, XXXVI, 669) compte 99 tuberculeux. Ces chiffres sont généralement considérés comme donnant une moyenne excessive ; mais la tuberculose viscérale est considérée par tous comme fréquente chez les lupiques : Rendu, Thibierge ont montré que les malades, atteints de lupus de Willan, qui viennent consulter dans les hôpitaux généraux, y viennent le plus souvent pour une tuberculose pulmonaire ou intestino-péritonéale.

Voici une statistique fort intéressante fournie par le docteur Dubois-Havenith : sur 19 malades atteints de lupus érythémateux, 4 cas de tuberculose pulmonaire; sur 10 cas de lupus tuberculeux, 5; sur 3 cas de tubercule anatomique ou de tuberculose verruqueuse, 1.

Il est incontestable que la tuberculose viscérale, pul-

monaire ou intestinale n'est pas rare chez les lupiques ;
mais nul ne pourrait dire si, et dans quelles proportions, sa fréquence dépasse la fréquence de la tuberculose pulmonaire chez les sujets non atteints de lupus,
vivant dans des conditions analogues d'hygiène. Cette
tuberculose est assurément plus fréquente chez les
sujets hospitalisés, et on peut se demander dans quelle
proportion chez ceux-ci l'hospitalisation agit comme
cause provocatrice, dans quelle proportion l'existence d'un lupus antérieur est intervenue ? L'adoption
des méthodes sanglantes dans le traitement du lupus
a été considérée comme pouvant favoriser la résorption locale du virus par les vaisseaux déchirés et,
consécutivement, l'infection générale. Ce sont questions
soulevées et non tranchées, difficiles à ramener à leur
point exact. Ce qui est certain, c'est que la tuberculose
pulmonaire des sujets lupiques suit le plus ordinairement une marche lente, s'accompagne souvent d'hémoptysies à répétitions, revêt volontiers les allures de la
phtisie fibreuse.

Lupus érythémateux. — L'histoire de l'infection au
cours du lupus érythémateux est difficile à établir. Nous
avons vu que, pour M. Besnier, le lupus érythémateux
n'était qu'une forme du lupus tuberculeux: ayant la
même nature que celui-ci, celui-là serait sujet aux
mêmes accidents d'infection. Si, comme il est probable,
nous décrivons, sous le nom de lupus érythémateux,
des affections de nature différente, les accidents d'infection qui menaceront un malade atteint de lupus érythémateux varieront avec la nature de ce dernier.

Un fait intéressant ressort des statistiques les plus
récentes du professeur Kaposi et de mon maître, M. Besnier : le lupus érythémateux est plus souvent suivi

de tuberculoses graves, de tuberculose viscérale, de phtisie pulmonaire que le lupus tuberculeux; c'est même un des arguments que M. Besnier invoque en faveur de la nature tuberculeuse de ce lupus. Dans la statistique du docteur Dubois-Havenith, que nous avons citée quelques lignes plus haut, la fréquence de la tuberculose pulmonaire à la suite du lupus érythémateux s'est aussi montrée beaucoup plus grande qu'à la suite du lupus tuberculeux.

Tout ce que nous venons de dire n'a guère trait qu'aux infections bacillaires se produisant à la suite des tuberculoses cutanées. Les travaux des dernières années ont ouvert un nouveau chapitre, celui des infections chimiques; de ce chapitre, nous ne pouvons rien dire, il est à peine ouvert. Peut-être, certaines formes de lupus généralisé sont-elles un des modes de cette intoxication chimique! Les travaux de Koch, en montrant que la tuberculine, en se répandant dans l'économie, peut donner naissance à des manifestations cutanées aux apparences d'érisypèle, à des endocardites, à des néphrites, à des congestions pulmonaires, ont posé quelques jalons qui pourront guider dans la voie nouvelle.

L'infection de voisinage, de proche en proche, par le système lymphatique n'est pas le seul danger d'intoxication qui menace le malade atteint de tuberculose cutanée; dans un certain nombre de cas, où des foyers cutanés multiples se produisent successivement, il est admissible que les derniers venus proviennent d'une inoculation directe produite au contact du foyer primitif. Je donnais mes soins ces derniers temps à une dame d'une cinquantaine d'années, de bonne constitution, atteinte de tuberculose verruqueuse de l'index; cette malade a perdu, il y a trois ans, deux enfants de tuberculose pulmonaire; c'est à l'époque de la mort de ces enfants qu'est survenu le placard tuberculo-verruqueux que nous constatons aujourd'hui au doigt. Depuis quelques semaines, trois centres de lupus érythémato-tuberculeux se sont développés sur la face. N'y a-t-il pas lieu de se demander si les plaques tuberculeuses de la face ne sont pas le résultat d'inoculations secondaires produites par le contact de l'affection tuberculeuse du doigt?

Un malade, atteint depuis longues années d'une vaste plaque de lupus de la fesse, vit se développer, après plusieurs années, au niveau du lobule de l'oreille, du même côté, un foyer de lupus tuberculeux. Ne serait-ce pas avec sa propre main que le malade aurait transporté le virus tuberculeux du placard de la fesse à l'oreille et se serait fait lui-même une inoculation, origine de la seconde plaque de tuberculose cutanée?

Un jeune homme, atteint très anciennement de lupus tuberculeux de la main droite, présente depuis quelque temps un foyer de lupus tuberculeux sur le bras gauche, dans le point sur lequel la main droite vient appuyer quand le malade croise les bras. N'est-il pas probable que c'est au contact de la main droite, tenue dans cette position, que l'inoculation de la peau du bras s'est faite?

Une jeune fille, atteinte depuis longues années de lupus tuberculeux de la face, me présentait ces jours derniers une plaque de lupus scléreux papillomateux, développé sur la face interne de l'index, au niveau de la première phalange; voici comment elle rapporte les circonstances dans lesquelles cette lésion s'est produite. En ramassant du bois, elle s'introduisit une écharde sous le doigt ; elle essaya avec une épingle de la retirer ; quelque temps après, elle voyait débuter la lésion du doigt. A quel moment l'infection tuberculeuse s'est-elle produite au niveau du doigt ? A-t-elle été réalisée par une épingle malpropre ? S'est-elle faite par le contact de la plaie du doigt avec la joue de la malade ?

De quelque manière que l'infection se soit réalisée, l'histoire de ces malades me paraît établir nettement qu'un danger constant d'inoculation secondaire menace les malades lupiques, quelque petites que soient les érosions cutanées dont ces sujets sont atteints.

Les faits que nous venons d'étudier montrent que le malade, atteint de tuberculose cutanée, est exposé à une série de diffusions du virus, à des inoculations secondaires susceptibles de donner naissance à de nouveaux foyers tuberculeux qui pourront devenir plus dangereux pour le patient que le foyer primitif. Cela prouve qu'en présence des tuberculoses cutanées, même les plus bénignes en apparence, le médecin ne doit pas s'endormir dans une sécurité trop profonde et qu'il doit toujours avoir présent à l'esprit la possibilité de la production de foyers tuberculeux secondaires dangereux, graves, parfois mortels.

CHAPITRE VI

COUP D'ŒIL D'ENSEMBLE SUR LES TUBERCULOSES CUTANÉES

L'étude, que nous venons de faire de la tuberculose cutanée nous a montré que la peau peut être atteinte d'un certain nombre d'affections présentant tous les caractères aujourd'hui requis pour être déclarées tuberculeuses : follicules tuberculeux, cellules géantes, bacilles, inoculabilité aux animaux.

L'aspect, la marche des lésions tuberculeuses de la peau est à ce point dissemblable qu'on comprend aisément que nos prédécesseurs, ne possédant pas les points de repère fournis par l'histologie et la physiologie expérimentale modernes, n'aient même pas soupçonné les relations qui existent entre quelques-unes de ces affections. Combien, en effet, sont éloignés au point de vue macroscopique le lupus scléreux et les ulcérations tuberculeuses des phtisiques arrivés à la période de consomption! Combien est dissemblable l'aspect d'un membre atteint de lupus éléphantiasique et celui d'un lupus tuberculo-ulcéreux de la face.

Les différences ne sont pas moins grandes dans la marche de la maladie! Quelles différences d'allure et de gravité entre la petite tache de lupus plan, qui peut persister pendant des années presque immobile au milieu de la joue, et le lupus vorax qui, en quelques mois, en quelques semaines, détruira une partie considérable de la face, dévorera le nez, les lèvres, les paupières, mettra à nu les gencives, le globe de l'œil.

C'est chose fort instructive de pouvoir suivre jour par jour les modifications d'allure, les tendances différentes d'une même maladie, surtout réputée aussi grave que la tuberculose.

Le lupus plan persistera pendant des années, une vie tout entière, circonscrit dans un point localisé, restreint de la région où il a pris naissance, n'occasionnant aucun processus ulcéreux, se contentant d'entraîner la transformation fibreuse des tissus qu'il a envahis : le lupus scléreux amènera tout au plus la production d'ulcérations miliaires dans le fond des sillons qui le parcourent. Le lupus exedens, dans ses formes bénignes, produira incessamment des foyers ulcéreux, peu profonds, dont la plupart se cicatriseront spontanément au fur et à mesure de leur production ; dans ses formes graves, il prendra les caractères du lupus vorax et détruira dans un bref délai des surfaces tégumentaires considérables, et même les tissus sous-jacents. Et pourtant lupus exedens, lupus scléreux, lupus plan ne sont que des variétés d'un même processus pathologique, la tuberculose cutanée.

C'est étude curieuse que suivre l'évolution de la tuberculose cutanée sur les terrains modifiés par un lupus ancien. La maladie s'est éteinte, la guérison s'est faite se traduisant par la production d'une plaque plus ou moins étendue de tissu cicatriciel ; ce tissu nouveau restera propice encore au développement du tubercule ; dans son sein les granulations pourront se reproduire pendant un temps indéfini ; mais elles n'arriveront à provoquer autour d'elles aucun travail de réaction important, aucune inflammation diffuse. La granulation se reproduira quelquefois facilement, incessamment, pendant des années; elle s'éteindra sur un point pour réapparaître sur un autre; jamais elle n'atteindra de grandes dimensions; elle restera distincte, isolée, indépendante, comme enkystée au milieu du tissu dans lequel elle a pris naissance : le tissu intermédiaire, le tissu fibreux cicatriciel qui l'entoure reste indifférent au processus tuberculeux qui évolue dans son sein; il ne réagit plus en présence de l'ennemi qui repullule sans cesse dans son épaisseur; il ne se forme plus d'infiltrations inflammatoires péri-tuberculeuses; la granulation naît, se développe et s'éteint sans que le tissu cicatriciel qui l'entoure s'irrite à nouveau et participe sensiblement aux phénomènes pathologiques

Le contraste entre la facilité de pullulation des granulations tuberculeuses au milieu du tissu fibreux de guérison des lupus anciens et le manque de réaction de celui-ci à leur contact est assurément un des phénomènes les plus curieux de la tuberculose cutanée. Ce n'est pas que de temps en temps des poussées congestives ne se produisent dans ce tissu fibreux, pendant lesquelles les malades ressentent des picotements, et surtout une tension très accusée; pendant lesquelles le médecin constate un certain degré de gonflement et d'injection des téguments. Mais je me demande si ces poussées congestives relèvent uniquement d'un réveil du travail tuberculeux, sont provoquées par lui ou si elles ne sont pas simplement le résultat des tendances congestives qui se produisent dans tout tissu fibreux d'origine pathologique. J'ai montré (Bulletins de la Société médicale des hôpitaux de Paris, mars 1884) que le tissu fibreux de la sclérose pulmonaire, de quel-

que origine que celle-ci soit, est le siège de poussées
congestives fréquentes, donnant naissance à des hémoptysies répétées; chez les ataxiques, les poussées de
congestion de la moelle sclérosée se traduisent par la
production des crises douloureuses, l'exagération des
phénomènes douloureux; dans la cirrhose hépatique,
dans les cirrhoses hypertrophiques en particulier, les
poussées congestives sont bien connues et faciles à
suivre; dans la cirrhose du rein, certaines poussées de
congestion se traduisent par de véritables hématuries :
chez les malades atteints de paralysie générale, la fréquence et l'importance des poussées congestives est
depuis longtemps connue. C'est une propriété générale
du tissu fibreux de nouvelle formation de se conges-
tionner facilement et le tissu scléreux du lupus n'échappe
pas à cette loi; pour expliquer ses poussées congestives, il n'est pas besoin, je crois, d'invoquer fatalement un réveil du travail tuberculeux; ce tissu s'hyperémie de loin en loin comme le fait tout tissu fibreux
d'origine pathologique, il obéit à une loi générale et
son hyperémie n'indique pas nécessairement une acuité
nouvelle, un réveil du travail tuberculeux. En résumé,
l'étude de la tuberculose cutanée nous laisse voir,
suivre pas à pas, comment la tuberculose procède, revêtant ici des allures ulcéreuses rapides, prenant des
aspects vraiment suppuratifs, donnant ailleurs naissance à des foyers lentement ulcéreux, n'aboutissant
parfois qu'à la transformation fibreuse.

L'importance du processus sclérogène dans l'histoire
de la tuberculose ressort nettement de l'étude des
tuberculoses cutanées; nous le rencontrons pour ainsi
dire constamment tantôt seul, tantôt associé, confondu
avec le travail ulcéreux, dont il cherche à limiter

l'extension, à réparer les dégâts; veillant, pour ainsi dire, toujours à protéger l'économie contre l'extension de la tuberculose.

C'est certainement aussi, comme je l'ai déjà dit, un des points les plus intéressants de l'étude de la tuberculose cutanée, de voir combien le tissu fibreux, développé sous l'influence d'une tuberculose antérieure. reste indifférent au voisinage des granulations tuberculeuses qui se réveillent ultérieurement dans son sein; combien, alors qu'il est parfois criblé de granulations tuberculeuses, il ne s'enflamme pas au voisinage de celles-ci et présente tout au plus de loin en loin quelques poussées d'hyperémie passagère.

La contemplation d'un lupus nous montre enfin qu'au nom de tuberculose il ne faut pas trop s'effrayer; que l'économie peut résister longtemps à la pénétration du microbe tuberculeux, et que parce qu'on est tuberculeux, il s'en faut de beaucoup qu'on soit condamné à des accidents graves et surtout condamné à des accidents graves rapides; on peut rester pendant un temps indéfini porteur simplement d'une tuberculose locale.

Nous sommes bien loin de l'ancienne tuberculose, caséeuse et gravement destructive dans son essence, contre laquelle l'économie ne pouvait guère se défendre et dans laquelle le processus fibrogène n'intervenait que rarement, tardivement et que comme processus de guérison. En présence du microbe de la tuberculose, l'organisme emploie, comme en présence de tout corps étranger, ses deux procédés de défense, l'élimination ou l'enkystement. Qu'une balle pénètre dans la profondeur de nos tissus, la nature emploiera pour se défendre contre elle deux procédés: ou elle la chassera par la suppuration, ou elle l'enkystera au milieu d'une masse de tissus fibreux, l'immobilisera dans la région où elle a pénétré et la rendra ainsi indifférente et sans danger pour l'organisme.

Les choses ne se passent pas différemment pour le microbe de la tuberculose; ou l'organisme cherche à le noyer dans une masse de tissus fibreux, ou il cherche à l'expulser par une inflammation ulcérative, d'où les formes fibreuses et ulcéreuses. Dans ces dernières, les phénomènes de réaction ne sont pas, il est vrai, ordinairement ceux d'une inflammation franche.

Le plus ordinairement l'inflammation tuberculeuse revêt des allures spéciales, une tendance à la dégénérescence caséeuse accusée; cette tendance se rattache manifestement aux mœurs du ou des microbes phymatogènes, qui ont pour propriété d'atteindre profondément le système vasculaire, d'amener l'oblitération rapide des vaisseaux sanguins et de jeter un trouble profond dans les phénomènes de nutrition de la région qu'ils ont envahie.

Il est cependant des cas où l'inflammation tuberculeuse est bien voisine de l'inflammation de bon aloi, et je me suis demandé souvent quelle distance sépare certains abcès tuberculeux aux allures inflammatoires franches, au pus d'apparence louable (pour employer l'expression classique) de la suppuration ordinaire des inflammations franches et soi-disant de bonne nature.

De la tendance plus ou moins grande de la tuberculose vers le processus sclérogène, vers le processus suppuratif ou le processus caséeux résultent les formes, les variétés si différentes des divers cas de la tuberculose que nous observons. Pour ne nous en tenir qu'aux tuberculoses cutanées, les cliniciens ont été obligés d'établir une échelle dans leur gravité, et c'est guidé

par ce besoin que mon savant maître M. Vidal déclarait
en 1884 que le véritable type de la tuberculose est la
tuberculose ulcéreuse, dont il rapportait un exemple si
remarquable à la Société médicale des hôpitaux ; les
lupus tuberculeux ou scléreux ne seraient que des formes
dégénérées de la maladie indignes presque de ce nom,
peut-être même dues à des microbes de différente
nature. Kaposi ne réclame-t-il pas encore pour les
seules ulcérations tuberculeuses des phtisiques cachectiques la qualification de tuberculose cutanée? Pour
l'éminent professeur viennois, les lupus ne sont
jusqu'à nouvel ordre que de la scrofulose et non de la
tuberculose.

Les anatomistes, les physiologistes eux-mêmes ont
reconnu le besoin d'établir, au nom du microscope et de
l'expérimentation, des degrés dans la tuberculose,
suivant que le bacille se montre plus ou moins nombreux sur les coupes, suivant que la tuberculose provoquée expérimentalement survient plus ou moins
facilement, plus ou moins rapidement, suivant qu'elle
est plus ou moins violente. Nous avons vu que M. Leloir
admettait, en s'appuyant sur ces bases, la gradation
ascendante suivante : lupus, gommes scrofulo-tuberculeuses, tuberculose ulcéreuse des téguments.

La multiplicité des formes de la tuberculose cutanée
n'a rien de spécial à cette localisation de la tuberculose ;
nous pouvons seulement suivre plus exactement l'évolution de la maladie sur la peau que sur les organes. Il
est certain qu'il ne serait pas difficile de mettre en paral-
lèle les manifestations tuberculeuses de la peau et celles
du poumon, et de retrouver dans l'une et dans l'autre
les mêmes lésions, les mêmes grandes lignes cliniques.

La tuberculose cutanée peut se présenter sous le

double aspect de nodules ou granulations et d'infiltrations, si bien décrits par Laennec. Dans les lésions jeunes, la granulation est facile à percevoir : dans les ulcérations tuberculeuses des phtisiques ou dans les lupus papillomateux, on la distingue d'une façon très nette dans un ou plusieurs points de la surface, sous forme de petits grains jaunes, d'ulcérations en chaton caractéristiques (SPILMANN). Dans les lésions tuberculeuses anciennes, au centre du tissu cicatriciel auquel elles ont donné naissance, il est souvent aussi aisé, il est presque de règle de voir pulluler à l'état isolé, à l'état de netteté parfaite, un certain nombre de granulations tuberculeuses, qui ressortent nettement sous la forme de nodules transparents.

La tuberculose se présente sous la forme d'infiltration diffuse dans la plupart des lupus à la période active ; de ces infiltrations, les unes ont l'aspect colloïde, des apparences inflammatoires franches ; d'autres présentent les allures d'une infiltration avec tendance ulcéro-caséeuse, à marche subaiguë ou chronique, plus ou moins rapide.

Dans presque tous les cas, à un moment donné de l'évolution pathologique, la tendance à la transformation fibreuse se dessine ; des nappes de tissu fibreux cicatriciel se forment dans un ou plusieurs points de la plaque lupique, surtout dans les parties atteintes les premières. Dans ces nappes, le processus tuberculeux peut être à jamais éteint ; souvent il se réveille sous forme de granulations transparentes, ne présentant pas grande tendance à l'ulcération ; quelquefois cependant le travail ulcéreux reprend ses droits dans des régions une première fois guéries. Ces différentes lésions nous rappellent les différentes combinaisons de la granulation, des infiltrations caséeuse, fibreuse, colloïde de la tuberculose pulmonaire.

En clinique, à côté du lupus vorax, nous trouverions la phtisie galopante avec ses formes suppuratives et rapidement destructives ; à côté du lupus simple exedens, les formes ulcéro-caséeuses de la tuberculose pulmonaire ; à côté du lupus non exedens avec transformation fibreuse, les formes fibreuses de la phtisie pulmonaire, caractérisées comme lui par leur tendance à la production d'un tissu fibreux renfermant dans son sein des granulations tuberculeuses très nettes, d'extinction difficile. La durée multiannuelle, indéfinie, des accidents, fréquente dans le lupus, ne fait même pas défaut dans le poumon malgré l'importance de l'organe : les malades ne sont pas rares qui traînent, comme les lupiques, indéfiniment longtemps leur tuberculose à forme fibreuse ; ils seraient sans doute beaucoup plus nombreux, s'il était plus facile au clinicien d'établir la nature réellement tuberculeuse d'un certain nombre de catarrhes chroniques, de scléroses pulmonaires bien probablement bacillaires d'origine, mais dont nos moyens d'investigation actuels ne nous permettent pas d'affirmer la nature. Les poussées congestives, si habituelles au lupus, s'observent également chez les tuberculeux pulmonaires chroniques, chez qui les poussées congestives se répètent souvent plusieurs fois par année, se traduisant par des hémoptysies généralement peu abondantes. La connaissance des différentes formes de la tuberculose cutanée est une base solide pour la compréhension des différentes formes de la tuberculose viscérale : elle nous permet d'accepter plus facilement la nature tuberculeuse de certaines inflammations chroniques du poumon, à durée indéfinie, à tendances peu

ulcéreuses, dont la qualité tuberculeuse eût été difficilement acceptée par nos prédécesseurs, privés de la notion
exacte des tuberculoses non désorganisatrices. Ceux
qui ont vu, en étudiant les tuberculoses chroniques de
la peau, combien les affections les plus authentiquement
tuberculeuses peuvent évoluer avec lenteur, non seulement sans présenter aucune tendance à la désorganisation des organes au niveau desquels elles ont pris
naissance, mais bien plus en ne s'entourant que de processus organisateurs, en ne provoquant la production
que de tissu fibreux et viable, comprendront et accep-
teront plus volontiers la nature tuberculeuse d'un certain nombre d'affections chroniques et peu désorganisatrices des organes, du poumon en particulier, dont
nos devanciers, n'admettant guère de la tuberculose
que ses formes ulcéreuses, auraient, pour la plupart,
méconnu la véritable nature.

D'où proviennent ces formes multiples de la tuberculose cutanée? Il est généralement admis aujourd'hui
que le même bacille préside à la naissance de tous les
accidents tuberculeux; les différences d'aspect des différentes tuberculoses s'expliquent par l'atténuation antérieure du bacille tombé dans l'économie, par la résistance inégale du terrain sur lequel ce bacille est tombé,
par les qualités particulières de la région où la maladie
s'est développée. Sur la résistance du terrain, je n'in-
sisterai pas, car nul de nous ne connaît au juste ce qui
la constitue, ce qui la crée et, malheureusement, nul
thérapeute, nul physiologiste, n'ont su nous apprendre
encore les moyens certains de la produire. L'influence
du degré de virulence du bacille, de son atténuation
plus ou moins grande est plus démontrée; par une série
d'inoculations pratiquées chez les animaux, il est pos-

sible de rendre un bacille plus actif, beaucoup plus
virulent, beaucoup plus nocif, et, partant, il est absolument rationnel d'admettre que, dans un certain
nombre de cas au moins, l'intensité des phénomènes
de réaction, l'allure plus ou moins aiguë d'une tuberculose, relèvent de la vigueur plus ou moins grande
du microbe inoculé et de ses descendants.

Devons-nous, dès aujourd'hui, admettre que toutes
nos soi-disant tuberculoses cutanées reconnaissent
comme agent provocateur un seul et même microbe, que
la diversité des formes cliniques relève exclusivement
du degré plus ou moins grand d'atténuation de ce
microbe, de la réceptivité plus ou moins grande, du
mode de réaction différent du terrain sur lequel il
tombe; l'unité de nature des différentes tuberculoses
cutanées peut-elle être regardée, dès aujourd'hui,
comme incontestablement établie ?

Trois grands procédés ont été mis successivement à
notre disposition pour juger l'unité tuberculeuse des
lésions cutanées : l'examen histologique des lésions
anatomiques, les inoculations, la constatation du bacille.
Dans la plupart de nos tuberculoses cutanées, il a été
permis de relever la présence du follicule tuberculeux
et du bacille, l'inoculabilité; tout cela est-il suffisant
pour affirmer l'unité d'origine des diverses tuberculoses
cutanées ? Les moyens de démonstration mis à notre
disposition n'ont pas tous la même valeur.

L'examen histologique des lésions anatomiques ne
donne que des probabilités, car, d'un commun accord,
il n'existe pas de lésion spécifique, vraiment pathognomonique de la tuberculose; le follicule tuberculeux, la
cellule géante, ces éléments plus particuliers à la tuberculose, se rencontrent dans des lésions non tuber-

culeuses, dans des lésions syphilitiques, lépreuses, par exemple, et tirent leur valeur, au point de vue de la définition d'une lésion tuberculeuse, beaucoup plus de leur abondance que de leur présence : leur constatation dans une lésion cutanée est une présomption de nature tuberculeuse et non une certitude ; elle ne saurait être un argument absolu en faveur de l'unité causale.

Les inoculations des tuberculoses cutanées aux animaux ont donné, dans bon nombre de cas, des succès ; elles ont donné des succès en plusieurs séries, condition indispensable pour proclamer une affection tuberculeuse, comme l'a démontré mon savant collègue H. Martin ; les expérimentateurs, qui n'ont pas obtenu de résultats, devraient, s'il faut en croire le professeur Leloir, leurs insuccès à ce fait que la plupart des lésions tuberculeuses de la peau ont une virulence très limitée, sans en être pour cela moins de nature tuberculeuse. Beaucoup de tuberculoses cutanées renferment un nombre de bacilles peu considérable et les inoculations doivent être pratiquées avec des précautions spéciales, doivent être intra-péritonéales chez le cobaye, intra-oculaires chez le lapin ; il faut les pratiquer avec des morceaux volumineux de la lésion cutanée : avec ces précautions le succès serait à peu près constant. Mais toutes les inoculations réussiraient-elles, réussiraient-elles même facilement, je me demande, si le fait que deux affections sont inoculables, inoculables même en séries, suffit à affirmer l'identité de nature de ces deux affections.

Sur la valeur des inoculations au point de vue de la démonstration de l'unité causale des affections inoculables, mon opinion ne diffère guère aujourd'hui de ce que j'écrivais il y a dix ans, à une époque où la nature

bacillaire de la tuberculose n'avait pas encore été
établie, et où l'on considérait comme la plus grande
caractéristique d'une affection tuberculeuse son inoculabilité : qu'il me soit permis de répéter ce que j'écrivais alors dans la *France médicale* (mai 1882, n°s 53,
54, 55).

« La tuberculose expérimentale ne présente pas les
caractères de nos grandes maladies spécifiques ; ses
lésions, auxquelles on ne saurait assigner aucun caractère pathognomonique, réduites parfois à de simples
altérations locales, consistent le plus habituellement en
manifestations diffuses rappelant tantôt certaines
formes de granulie, tantôt l'infarctus simple ou l'infection purulente ; les accidents provoqués ne constituent
pas une affection régulière à évolution réglée, comme
la variole, la vaccine ou la morve expérimentale : mais
une infection irrégulière, plus ou moins diffuse, plus
ou moins intense. Les inoculations ont établi le pouvoir infectieux de nombre de foyers inflammatoires
que nous considérons comme scrofuleux ou tuberculeux : elles n'ont établi ni par la nature des lésions
anatomiques obtenues, ni par une allure particulière de
la tuberculose expérimentale, que tous ces foyers
doivent leur pouvoir infectieux à un seul et même
virus, encore moins à un seul et même parasite, qui
présiderait à leur naissance et leur communiquerait leurs
propriétés infectieuses... Il est donc encore aujour-
d'hui permis de se demander si tous les foyers inoculables doivent leurs propriétés infectieuses à un même
virus... » Aujourd'hui, comme en 1882, je pense que
les affections scrofulo-tuberculeuses inoculables ne
produisent pas des lésions si spéciales, n'ont pas une
allure si caractérisée qu'on puisse affirmer de par leur

seule inoculabilité, qu'elles relèvent forcément d'une unité pathologique réelle, d'une même infection parasitaire, pour employer le langage actuel : les affections inoculables constituent peut-être un groupe dont les différents membres reconnaissent pour origine des microbes variés.

Heureusement, en dehors de leur inoculabilité, un critérium nouveau nous a été fourni pour caractériser les lésions tuberculeuses, c'est le bacille de Koch; celui-ci a fait depuis dix ans un légitime chemin, et nous a fourni une base solide d'appréciation ; aussi ce n'est plus tant dans les résultats de l'inoculation que nous cherchons la caractéristique de la tuberculose que dans la présence du bacille ; sa constatation est la véritable marque d'une affection tuberculeuse. Tuberculose est devenue, à peu près pour tous, synonyme de bacillose. L'atténuation du bacille, son activité plus ou moins grande suffiraient à expliquer les formes, les allures si différentes de la plupart des cas de tuberculose. Peut-être, à côté des énergies différentes du bacille, y a-t-il lieu de tenir compte en quelque mesure de la différence de réaction du terrain sur lequel le bacille est tombé, peut-être aussi de la voie par laquelle il a pénétré. L'école de Lyon a montré qu'un virus se comportait différemment suivant qu'il pénètre dans l'économie par la voie sanguine ou lymphatique : la voie, par laquelle le bacille de Koch a pénétré dans nos tissus peut donc contribuer aussi à augmenter ou à diminuer la facilité de germination du microbe, à déterminer la forme clinique de la tuberculose.

Aujourd'hui, en se basant sur l'histologie et la pathologie expérimentales, la plupart des dermatologistes, admettent tout un groupe de lésions reconnaissant pour cause le bacille de Koch, inoculables en séries aux animaux, caractérisées histologiquement par la présence et l'abondance des follicules tuberculeux, ce sont les tuberculoses cutanées qui comprennent les lupus de Willan, le lupus scléreux, les ulcérations tuberculeuses de la peau, les gommes scrofulo-tuberculeuses, tout ou partie des lupus érythémateux. Parmi ces lésions, la place la plus importante est occupée par le lupus, et particulièrement par les lupus dit tuberculeux. — Mais, pouvons-nous affirmer que toutes nos tuberculoses cutanées sont toutes provoquées par l'implantation du bacille de Koch au milieu de nos tissus ? Une autre infection microbienne ne peut-elle être cause de quelques-unes de nos affections à aspect lupiforme, en particulier ?

Douter que le bacille de Koch soit la cause exclusive de toutes les affections dites tuberculeuses par les cliniciens est aujourd'hui presque un crime de lèse-majesté, et chacun se rappelle l'accueil fait à MM. Malassez et Vignal, quand ils osèrent parler de tuberculose zoogléique.

Mais cette foi absolue, cet exclusivisme au profit du bacille de Koch ne reçoit-il pas de loin en loin quelque ébranlement ? Sans parler de la tuberculose zoogléique de Malassez et Vignal qu'on s'est efforcé de rattacher à l'histoire du bacille, en considérant la zooglée comme une période d'évolution de celui-ci, sans parler des travaux de E. Arloing, qui ont montré les différences considérables d'action sur les animaux du virus tuberculeux vrai et de celui que renferment maintes lésions dites autrefois scrofuleuses, proclamées aujourd'hui tuberculeuses, différences qu'on a cherché à justifier par l'atténuation de virus; le professeur Dieulafoy,

MM. Chantemesse et Vidal n'ont-ils pas décrit récemment encore une tuberculose produite par l'aspergillus acuminatus, particulière aux gaveurs de pigeons ?

Loin de moi la pensée de méconnaître l'importance d'une des plus grandes découvertes de notre époque. Mais il est certain que de loin en loin, quelques cas se présentent qu'on ne peut faire rentrer dans• la règle ; dans quelques affections aux allures, aux apparences tuberculeuses pour le clinicien, l'histologiste, l'expérimentateur ne peuvent mettre en évidence le bacille ; ces exceptions doivent-elles infirmer la règle ? Doivent-elles laisser supposer que les lésions dites tuberculeuses par le clinicien ne relèvent pas toutes de la présence du bacille ? L'insuccès des recherches ne s'explique-t-il pas suffisamment par la grande rareté du bacille, dans quelques formes de la tuberculose cutanée, rareté qui lui a permis d'échapper aux investigations ? Faut-il au contraire admettre que quelques affections aux allures tuberculeuses peuvent trouver leur genèse ailleurs que dans le bacille de Koch ?

Vouloir à tout prix rattacher les différentes formes cliniques de la tuberculose cutanée au bacille de Koch, c'est vouloir rouvrir l'ère des inflammations spécifiques, des lésions anatomiques pathognomoniques, c'est vouloir imposer à l'économie un mode de défense spécial en présence de chaque ennemi, et la médecine n'a pas été jusqu'ici heureuse quand elle a voulu proclamer l'existence d'inflammations spécifiques ; la nature ne multiplie pas à l'infini ses procédés de défense, et n'en adopte pas un différent avec chaque ennemi : c'est pourquoi je me demande si la vérité n'est pas du côté des histologistes qui de loin en loin viennent nous dire que quelques-unes des affections tuberculeuses des cliniciens peuvent être provoquées par des microbes autres que le bacille de Koch.

Avant de rejeter une telle opinion, il faut se montrer prudent et réservé, se rappelant que la bactériologie en est encore à ses débuts et que dans le monde des infiniment petits dont elle s'occupe, les confusions sont infiniment faciles, les causes d'erreur infiniment grandes.

N'est-il pas possible que l'histoire de la tuberculose suive une marche semblable à celle de la suppuration ? Une série d'observations sont venues montrer qu'à côté du microbe ordinaire de la suppuration, nombre d'autres sont susceptibles de provoquer le même travail ; le moyen de défense le plus commun, le plus parfait de la nature, la suppuration n'a rien de spécifique, ne se produit pas en face d'un seul ennemi ; si le plus souvent il est provoqué par le staphylococcus pyogène, il n'est pas réservé à lui seul. Peut-être de même les lésions de notre tuberculose clinique, moyens de défense moins parfaits, ne sont-ils pas dirigés contre un seul ennemi. Ne les retrouve-t-on pas en quelque degré dans la syphilis, dans la tuberculose, dans la morve ? Entre les lésions de ces affections et celles de la tuberculose, les différences sont plutôt question de quantité que de forme. Le follicule tuberculeux, la cellule géante, les cellules épithéloïdes n'appartiennent pas en propre à l'irritation provoquée par le bacille de Koch ; ce ne sont pas, à proprement parler, des lésions spécifiques : elles sont seulement plus nombreuses, se produisent avec plus grande abondance au voisinage du bacille : mais rien n'indique qu'un certain nombre de microbes phymatogènes ne puissent venir, par les progrès de l'histologie, se placer à côté du bacille de Koch comme un certain nombre de microbes pyogènes sont venus se ranger à côté du staphylococcus aureus. Le bacille de Koch conservera toujours la place d'honneur dans la génération des inflammations tuberculeuses, en restera-t-il toujours le seul provocateur ? Je crois, en tout cas, qu'il ne faut pas trop se hâter de jeter la pierre à ceux qui, comme Malassez, Vignal, Dieulafoy, Chantemesse, Vidal osent réclamer à côté de lui une petite place pour des microbes différents.

La question de la tuberculose s'est, dans ces dernières années, compliquée par un élément nouveau ; et les travaux de Koch lui-même n'ont pas peu contribué à montrer que la question n'est pas si simple que certains auteurs voudraient la faire. Le microbe n'est pas tout dans la genèse des accidents tuberculeux ; à côté du parasite, il faut tenir compte des phénomènes chimiques, qui se passent dans son orbite. Les réactions vives des tissus de l'économie sous l'influence des injections de lymphe de Koch ont mis en évidence la puissance d'action de la tuberculine. Il est aujourd'hui certain qu'autour du microbe de la tuberculose, des intoxications chimiques se produisent, dont il y a lieu de tenir grand compte. Pour ce qui est du lupus, il est admissible qu'elles interviennent dans les poussées congestives, dans les œdèmes, dans les accidents à forme érysipélateuse qui se produisent au cours de celui-ci. Peut-être jouent-elles un grand rôle dans le lupus érythémateux ; particulièrement dans ces formes étendues, généralisées, subaiguës ou aiguës hyper-toxiques, capables de se rapprocher de nos grandes pyrexies, et dont mes collègues Hallopeau et Besnier ont récemment relaté plusieurs observations.

Un chapitre fort peu connu, et qui se rattache probablement aussi à celui des intoxications chimiques, est celui des manifestations qui se produisent quelquefois du côté de la peau au cours de tuberculoses viscérales.

Uffelmann, Goldscheider (*Monatshefte für praktische dermatologie*, 1882, n° 7) ont publié les observations de malades qui, au début de tuberculoses miliaires avaient présenté des éruptions analogues à celle de l'érythème noueux, qu'ils considèrent comme le résultat d'une intoxication tuberculeuse.

Je donnais mes soins, il n'y a pas longtemps, à une jeune fille présentant depuis peu de temps des signes manifestes, mais fort peu accentués encore, de tuberculose pulmonaire à un des sommets : cette malade fut prise de douleurs violentes dans les membres inférieurs, sur lesquels apparurent des placards érythémateux superficiels, mal limités. Ces accidents ne durèrent que quelques jours, après lesquels une granulie pulmonaire éclata et la malade succombait deux semaines plus tard. Il me paraît admissible que pareils faits sont le résultat d'intoxications occasionnées par des infections microbiennes ou chimiques parties des foyers tuberculeux viscéraux.

En dehors des intoxications tuberculeuses de voisinage ou à distance, parties du foyer primitif, quelques intoxications de nature différente peuvent se surajouter, modifier et compliquer l'aspect clinique, la marche des tuberculoses cutanées.

Le professeur Leloir a insisté sur la fréquence de l'implantation du microbe de la suppuration à la surface des lésions lupiques ; il a montré que certaines ulcérations lupiques se modifient beaucoup plus heu-

reusement sous l'influence d'un traitement dirigé contre
la suppuration que sous celle des traitements ordinairement dirigés contre le lupus ; chez de tels malades,
le staphylococcus aureus est venu s'installer à côté du
bacille de Koch et semble avoir pris le rôle prédominant
dans la production des phénomènes pathologiques.

Peut-être est-ce, à la suite d'une infection secondaire
analogue, que se développent ces épithéliomas consécutifs, qui viennent avec une fréquence relative compliquer un certain nombre de lupus ; mais, avant d'affirmer une pareille opinion, il faut attendre que la nature
microbienne de l'épithélioma ait été plus complètement
étudiée.

Chez nombre de malades, la tuberculose cutanée est
le premier accident tuberculeux appréciable ; il faut
pourtant excepter les ulcérations tuberculeuses de la
peau que nous avons vues survenir le plus souvent chez
des tuberculeux viscéraux parvenus à une période
avancée de leur affection.

La tuberculose verruqueuse survient souvent à la
suite d'une inoculation tuberculeuse accidentelle facile
à relever ; elle est, dans la plupart des cas, une tuberculose primitive. Elle peut survenir aussi secondairement soit qu'elle se développe, comme l'a indiqué
M. Vidal, chez ces malades, tuberculeux pulmonaires
peu soigneux, qui s'inoculent la tuberculose au dos de
la main en essuyant avec celui-ci leurs moustaches
auxquelles sont restés adhérents des crachats renfermant des bacilles ; soit qu'elle se développe au pourtour
d'un foyer tuberculeux périphérique antérieur.

Le lupus est, dans la plupart des cas, aussi primitif ;
mais il n'est pas rare de le voir développer au pourtour d'une fistule de nature tuberculeuse.

Le développement de la tuberculose cutanée au voisinage et au niveau de foyers tuberculeux primitifs plus profonds, ostéites, adénites tuberculeuses, est un fait assez fréquent sur lequel ont particulièrement insisté le professeur Neumann, MM. Lyot et Gautier, Jeanselme, et que nos maîtres MM. Besnier et Vidal n'ont cessé de relever dans leur enseignement.

La forme, que cette tuberculose secondaire de la peau affecte, est tantôt celle du lupus tuberculeux, tantôt celle du lupus scléreux : dans le premier cas, autour d'un trajet fistuleux ancien, on voit apparaître quelques nodules tuberculeux ; ceux-ci deviennent de plus en plus nombreux et irradiant autour du foyer fistuleux primitif comme centre, ils forment une plaque lupique de plus en plus grande. Cette plaque, une fois constituée, vit indépendante du foyer qui lui a donné naissance et peut persister après guérison de celui-ci.

Dans le cas de lupus scléreux secondaire, autour du foyer tuberculeux cutané primitif, une production papillomateuse se produit présentant tous les caractères de la tuberculose verruqueuse.

Les tuberculoses cutanées secondaires se sont quelquefois constituées au niveau de foyers en apparence éteints et dans les cicatrices, qui avaient succédé à des abcès tuberculeux guéris. En pareil cas, après que ceux-ci ont cessé de suppurer, se sont fermés ; après qu'ils ont été remplacés par un tissu cicatriciel de guérison, on voit des nodules tuberculeux faire apparition dans la cicatrice, et ceux-ci en se multipliant arrivent à former une véritable plaque lupique.

Lupus tuberculeux secondaire et lupus scléreux secondaire constitués ne diffèrent pas sensiblement de ce que sont les mêmes lésions développées à l'état primitif.

La lésion primitive autour de laquelle les foyers cutanés secondaires se développent, présente quelquefois les allures d'abcès aigus. Je soigne encore deux malades chez qui l'allure des accidents a été telle. Il y a quelques années, l'un et l'autre furent atteints d'abcès péri-anal à marche simple et c'est à la suite de cet accident en apparence banal que la tuberculose cutanée s'est développée : l'un des malades, alors au service militaire, entra à l'infirmerie pour un abcès péri-anal qui fut ouvert et se cicatrisa en quelques jours ; puis, quelques semaines après, il s'aperçut que la peau devenait malade autour de la région que l'abcès avait occupée. Comme il ne souffrait pas, il s'occupa d'abord peu de son mal, plus tard il consulta un médecin qui porta le diagnostic d'eczéma et lui conseilla de ne pas s'occuper autrement de son affection. Venu par hasard à ma consultation, il me montra son soi-disant eczéma, qui n'était autre qu'un lupus des mieux caractérisés. Mes deux malades sont aujourd'hui atteints, outre leur tuberculose cutanée, de tuberculose pulmonaire à marche lente. Ces deux observations montrent qu'il n'est pas nécessaire d'un abcès tuberculeux à durée prolongée pour que la tuberculose cutanée se produise, mais que celle-ci peut survenir autour d'abcès évidemment tuberculeux, mais ayant eu une durée franchement aiguë, éphémère, s'étant cicatrisés rapidement comme les affections inflammatoires de bonne nature.

Je donne en ce moment mes soins à une malade chez qui le lupus se serait montré à la suite d'un érysipèle de la face.

La tuberculose cutanée peut du reste présenter parfois des causes singulières. Chez une de mes malades, un lupus érythémato-tuberculeux de la joue à extension relativement rapide s'est développé au point où la malade avait été piquée par l'aiguillon du collier au moment où elle jouait avec un jeune chien. L'animal ne paraît encore actuellement atteint d'aucune maladie quelle qu'elle soit et dans l'entourage de l'animal, ni de la malade, il n'existe aucun tuberculeux qu'on puisse accuser d'avoir infecté soit le collier, soit la plaie de la malade. Où la patiente a-t-elle pu aller chercher le bacille, cause probable de sa maladie? Je dis cause probable pour m'en tenir aux idées actuelles, car je n'ai pratiqué ni biopsie, ni inoculation, et mon opinion sur la nature bacillaire de la maladie est toute théorique.

Les foyers tuberculeux, au pourtour desquels on a vu le plus souvent une tuberculose cutanée secondaire se développer, sont les abcès ganglionnaires, les fistules et particulièrement les fistules anales, les gommes, les ostéites et les arthrites tuberculeuses. Dans des cas assez nombreux, il a été impossible de relever une jonction nette de la tuberculose cutanée et du foyer primitif ; l'une et l'autre formaient deux foyers indépendants, superposés, nettement séparés, non réunis l'un à l'autre. Une tuberculose de la peau, par exemple, s'était développée au-dessus d'un ganglion tuberculeux; mais, à aucun moment, celui-ci ne s'était ramolli, ne s'était ulcéré ; il était resté mobile, indépendant du derme ; la tuberculose de celui-ci paraissait s'être produite par une infection à distance, et non par continuité et de proche en proche.

L'existence d'une tuberculose cutanée chez un malade n'est pas chose indifférente, quelque petite, quelque peu gênante qu'elle soit. De ce foyer sans grande importance apparente, il est possible qu'il parte, à un moment donné, une infection chimique ou bacillaire, régionale ou généralisée, qui fasse du porteur d'une tuberculose localisée, aux allures peu sérieuses, un tuberculeux plus ou moins gravement atteint, avec adénopathies tuberculeuses, avec tuberculose viscérale. Un foyer tuberculeux de la peau, quelque petite que soit son étendue, n'est donc jamais une affection négligeable.

En résumé, en présence des lésions si dissemblables d'aspect et d'allures de la tuberculose cutanée, plusieurs questions restent encore pendantes : est-ce réellement le même microbe qui donne naissance à ces différentes lésions cutanées? Jusqu'à quel point des infections chimiques interviennent-elles dans la genèse des accidents? Dans quelle mesure des infections secondaires accidentelles d'autre nature peuvent-elles se surajouter à la tuberculose cutanée et modifier l'aspect, l'allure des affections tuberculeuses de la peau? Ces différentes questions ne peuvent être tranchées que par des observations ultérieures, et vouloir dès aujourd'hui leur donner une réponse catégorique me semblerait devancer l'heure de la démonstration.

CHAPITRE VII

TRAITEMENT DES TUBERCULOSES CUTANÉES

L'objectif à poursuivre dans le traitement de la tuberculose cutanée saute aux yeux ; il est de supprimer le
foyer de tuberculose locale dont la tendance extensive
est souvent si accusée et qui peut devenir l'occasion
d'une infection tuberculeuse plus ou moins étendue,
plus ou moins grave. Ici il sera bon de supprimer le
foyer en masse, là il sera préférable d'attaquer seulement les éléments tuberculeux disséminés que le foyer
renferme ; ces éléments une fois disparus, le foyer local,
dont on aura supprimé la cause provocatrice, devenu
foyer d'inflammation vulgaire, disparaîtra lui-même
facilement. Malheureusement il est beaucoup plus facile
d'indiquer le but à poursuivre que de l'atteindre, ce qui
explique la multiplicité des moyens de traitement
indiqués et que chaque jour voit éclore : étudions
successivement les principales ressources dont nous
disposons contre chacune des formes de la tuberculose
cutanée.

I

LUPUS TUBERCULEUX

Traitement médical du lupus. — Le premier moyen,
par lequel on s'est toujours efforcé d'obtenir la guérison
de la tuberculose locale, est la modification du terrain

sur lequel celle-ci s'est développée. Cette transformation du terrain a été poursuivie au moyen des médications internes reconstituantes susceptibles d'amener l'amélioration de la santé générale du sujet porteur d'un lupus. Sans aller jusqu'à prétendre, comme des maîtres des plus éminents en dermatologie, que ces médications n'ont jamais amené la guérison d'une tuberculose cutanée, je suis bien obligé de reconnaître que de pareils succès ont pour le moins été bien rares, et il ne faudrait pas qu'une confiance exagérée dans le traitement interne conduisît le médecin à négliger ou même à retarder les ressources de la thérapeutique locale. Il faut employer comme adjuvants les moyens que nous offre la médication reconstituante; il ne faut pas s'endormir dans leur emploi exclusif.

Les médicaments, qui semblent avoir été le plus utilement employés pour obtenir la modification des tuberculoses locales cutanées, sont les reconstituants en général et les préparations prônées contre la tuberculose viscérale.

En première ligne, il faut mentionner l'huile de foie de morue employée à hautes doses, jusqu'à 6 et 8 cuillerées à soupe dans les vingt-quatre heures. Il est certain que nos devanciers, qui manquaient de nombre des ressources que la thérapeutique locale met aujourd'hui à notre disposition, obtinrent souvent des améliorations considérables, sinon des guérisons complètes, avec ce médicament employé à haute dose et avec persévérance. C'est certainement l'agent le plus actif que la médication interne nous offre. Bazin l'ordonnait à la dose de 200 à 300 grammes par jour, associé à 50 à 100 grammes de sirop d'iodure de fer, aux amers. Hardy préconise un traitement analogue : il met encore le traitement médical sur le premier plan ; pour cet éminent observateur, le traitement général joue le rôle principal ; à lui seul, il peut produire la guérison ; les moyens locaux n'agissent souvent qu'à la condition que la médication interne ait déjà produit dans l'économie une reconstitution favorable. Le professeur Hardy est, comme il le dit lui-même, en désaccord avec la plupart des dermatologistes actuels qui donnent la préférence aux moyens locaux.

A côté de l'huile de foie de morue, il faut placer les préparations iodiques ; elles sont excellentes pour obtenir la modification de la constitution chez les sujets strumeux. L'iodure de potassium, s'il faut s'en rapporter au jugement de la plupart des dermatologistes, de ceux en particulier qui exercent dans nos pays, ne mérite pas absolument les éloges que Duhring lui a décernés, la confiance qu'il lui a accordée. Le sirop de raifort iodé, le sirop iodo-tannique administré suivant les formules du Dr Vidal ou de Guilliermond, la teinture d'iode donnée avant les repas dans de la bière, du vin ou du lait, l'iodure de fer sont les formes sous lesquelles l'iode est le plus habituellement administré. Une amélioration sensible suit quelquefois l'emploi de ces divers médicaments ; il est à craindre que, parmi les exemples de guérisons complètes et rapides signalées de loin en loin, un certain nombre de syphilides ne se soient glissées, considérées par erreur comme tuberculeuses, et ne soient venues donner à l'iodure de potassium un renom immérité de médicament anti-tuberculeux.

Le professeur Hardy recommande vivement le chlorure de sodium employé à la dose d'un à trois grammes par jour.

Le tannin, la créosote, l'iodoforme, à doses élevées,

ont été très prônés dans ces dernières années ; ils n'ont pas réalisé les espérances qu'on avait pu concevoir après les faits relatés par quelques observateurs, ceux entre autres publiés par le Dr Morel-Lavallée, qui a vu deux cas de lupus étendus des membres rétrocéder presque complètement après l'emploi des injections sous-cutanées de vaseline iodoformée à la dose de deux centigrammes d'iodoforme par jour chez l'adulte.

L'arsenic, employé à haute dose, tant par la voie stomacale qu'en injections hypodermiques, n'a aucune actiondirecte sur l'affection ; il peut exercer une influence heureuse par la reconstitution de l'état général.

Traitement chirurgical du lupus. — Parmi les moyens chirurgicaux, celui qui semble à première vue devoir être le plus efficace est l'ablation totale.

Ablation totale.

L'*ablation totale* a été souvent préconisée, mais elle n'est jusqu'à présent arrivée à être adoptée comme méthode courante. En dehors des délabrements considérables qu'elle occasionne, des cicatrices vicieuses qui lui succèdent et qui la rendent difficilement applicable aux parties découvertes, elle est loin de mettre à l'abri des récidives. Malgré les précautions prises, quelque grand qu'ait été le lambeau enlevé, il est habituel qu'une ou plusieurs parcelles du tissu malade échappent à l'ablation et la récidive se produit malgré la gravité de l'opération.

La *transplantation épidermique* peut être pratiquée immédiatement après l'ablation du lupus pour hâter la cicatrisation de la plaie et diminuer encore les chances de récidive. Thiersch, Senger, Eisselberg ont loué les résultats d'une telle pratique.

Le docteur Vautrin, de Nancy, pratique l'ablation du lupus avec le bistouri, ne craint pas d'attaquer jusqu'au tissu cellulaire sous-cutané pour être sûr d'enlever tout le tissu lupique, et fait ensuite une *greffe dermo-épidermique*.

Dès 1883, le Dr Hahn avait déjà recommandé (*Centralblatt für Chirurgie*) le procédé des greffes. Après avoir pratiqué le raclage de la surface malade, il faisait immédiatement une greffe épidermique. Les premiers résultats obtenus furent encourageants tant au point de vue des qualités de la cicatrice que de la lenteur des récidives. En 1885, le Dr Roux a publié une nouvelle série de faits heureux obtenus par un procédé analogue. (Société vaudoise de médecine, 7 février 1885.)

Les résultats, donnés par la méthode des greffes sont brillants; mais les faits publiés ne sont pas assez nombreux, assez anciens pour qu'on puisse se rendre un compte exact de ce que vaut ce traitement au point de vue de la durée et de la solidité de la guérison; déjà cependant quelques observations ont été publiées d'invasion du lambeau autoplastique par les processus tuberculeux.

Raclage, rugination, curettage.

Ce mode de traitement a pour but le nettoyage immédiat et complet des surfaces malades. On peut le pratiquer avec les curettes de Volkmann, de Balsamo-Squire, de Besnier; j'emploie ordinairement de préférence le racleur du docteur Vidal.

La curette tranchante est promenée largement et énergiquement sur les surfaces malades.

Il est facile pendant l'opération de discerner les tissus

sains des tissus malades par leur résistance différente. Dans le lupus tuberculeux, le tissu mou du lupus se laisse aisément traverser par l'instrument; les tissus normaux lui opposent une résistance marquée et le racleur s'arrête à leur niveau. Une main un peu habituée à ce genre d'opérations, arrive à n'atteindre que fort peu les tissus sains. L'hémorragie qui succède à l'opération cède facilement à la compression avec un tampon de coton hydrophile ou mieux encore aux attouchements avec le crayon de nitrate d'argent. Un pansement simple ou bien avec les poudres de salol, d'aristol, avec la gaze iodoformée, suffit pour mener à bien la cicatrisation de la plaie. Il faut avoir grand soin de réprimer tout bourgeonnement exagéré, de surveiller, de diriger le travail de cicatrisation pour obtenir la cicatrice la plus belle possible.

Malgré les douleurs qu'il éveille, le curettage, dans les lupus peu étendus, sera ordinairement pratiqué sans le secours de l'anesthésie, en raison de la rapidité avec laquelle il peut être exécuté.

Les reproches faits actuellement au curettage sont l'incertitude dans laquelle on est d'éviter les cicatrices difformes, la crainte de voir la résorption de la matière tuberculeuse se faire par les vastes surfaces saignantes qui succèdent à l'opération et entraîner une infection viscérale grave.

Le curettage, excellent dans le traitement du lupus du tronc et des membres, n'est applicable qu'aux lupus petits et superficiels des parties découvertes, pour les malades chez qui le traitement doit être poussé avec rapidité : appliqué aux lupus quelque peu étendus de ces régions, il serait suivi de cicatrices trop accusées, trop visibles, parfois difformes.

L'École lyonnaise, pour qui les plaques lupiques doivent être presque toujours détruites en totalité et dans une seule séance, applique habituellement le raclage à la destruction de la plaque. Le docteur Broca a récemment présenté à la Société française de dermatologie et de syphiligraphie trois malades traités par le raclage total en une seule séance pour de vastes lupus de la face ; les cicatrices étaient relativement belles ; mais les opérations étaient de date relativement trop récente pour qu'on pût prévoir jusqu'à quel point la repullulation des tubercules était à craindre. (Société française de dermatologie et de syphiligraphie, séance du 10 décembre 1891.) Chez un malade, cette repullulation était déjà commencée.

Pour compléter l'effet du curettage, pour augmenter les chances d'obtenir une guérison complète, on pourra, pendant quelques jours, faire les pansements avec une pommade légèrement caustique, pommade à l'acide pyrogallique, avec des compresses imbibées d'une solution forte de nitrate d'argent, de sublimé, d'acide lactique (LELOIR). Ces pansements demandent à être surveillés de très près pour ne pas dépasser le but qu'on se propose d'atteindre.

Dans le but de détruire la partie du tissu lupique qui échappe le plus souvent et malgré toutes les précautions prises, à la rugination et qui est cause de la repullulation habituelle des tubercules, la plupart des médecins sont aujourd'hui d'accord pour faire suivre le raclage d'une cautérisation ignée des surfaces opérées. Cette manière de procéder a pour résultats d'opérer une destruction plus complète du néoplasme, de diminuer les chances de résorption du virus tuberculeux par les vaisseaux sanguins et lymphatiques béants à la suite de l'opération, d'abréger la durée du traitement.

Le raclage ne peut guère avoir pour prétention de conduire par lui seul à la guérison du lupus ; il est excellent comme entrée en matière dans tout lupus un peu étendu ; il diminue sensiblement la durée du traitement : après l'avoir pratiqué, le médecin n'a, pour ainsi dire, plus qu'à surveiller les points qui ont échappé à l'opération, à les détruire par les autres procédés au fur et à mesure qu'ils se manifestent ; mais les cas sont exceptionnels où il n'y a pas lieu d'assurer la guérison complète et les qualités de la cicatrice par la cautérisation ignée ou la scarification.

Scarifications.

Volkmann, dès 1870, employa les scarifications ponctuées. Quand la plaie d'un lupus traité par le raclage était guérie, il faisait avec la pointe d'un bistouri très étroit des centaines de piqûres très rapprochées les unes des autres à travers la cicatrice ; les séances étaient répétées à des époques très rapprochées, à deux ou trois jours de distance. Les cicatrices consécutives à un tel traitement étaient peu marquées, de belle apparence. Balsamo-Squire adopta bientôt les scarifications linéaires, en les faisant toujours précéder du raclage et ne les employant que comme méthode de perfectionnement. C'est pour ce mode de traitement que Balsamo-Squire a fait construire son scarificateur à lames multiples et parallèles.

Les scarifications les plus utiles se pratiquent avec le scarificateur du docteur Vidal ; c'est une petite lame d'acier aplatie de 25 millimètres de long sur 2 de large, à bords aiguisés sur toute leur longueur ; la pointe triangulaire est formée par la jonction de deux bords tranchants, exactement symétriques, qui viennent se réunir sous un angle de 55°. Le manche est quadrangulaire, renflé vers sa partie médiane, long d'environ 10 centimètres. Cet instrument, très en main, permet de piquer, couper, dilacérer, superficiellement ou profondément, avec précision et facilité. Le scarificateur Vidal est infiniment préférable aux scarificateurs multiples, c'est-à-dire, à plusieurs lames associées dont le premier modèle a été donné par Balsamo-Squire : les scarificateurs multiples permettent d'atteindre plus rapidement de vastes surfaces; mais avec eux il n'est pas possible de régler avec la même précision qu'avec le scarificateur Vidal la profondeur, l'écartement des scarifications.

Le mérite de Vidal est d'avoir fait des scarifications une méthode courante du traitement du lupus; il montra qu'elles suffisent pour amener la guérison sans annexion d'aucun autre traitement, qu'elles donnent même les plus beaux résultats comme qualité de la cicatrice. Nous lui devons d'avoir établi d'une façon très précise les règles qui doivent guider dans la pratique des scarifications. M. Besnier a apporté sa part de lumière pour établir les règles d'un emploi méthodique de ce mode de traitement.

Il faut pousser le scarificateur à travers les parties malades jusqu'aux parties saines du derme pour être sûr d'avoir complètement dilacéré tout le tissu malade; il ne faut pas sectionner la peau en entier pour éviter les cicatrices fibreuses, indélébiles.

En général, un opérateur peu exercé se tiendra plutôt en deçà qu'au delà de la profondeur nécessaire, ce qui peut retarder de beaucoup la guérison.

Il faut avoir soin d'atteindre toute la profondeur des

tissus malades pour ne pas laisser intacte une couche
morbide susceptible de pulluler à nouveau facilement.

Quand les tubercules sont petits, isolés, on peut, avec
le scarificateur Vidal, les dilacérer, les détruire pour
ainsi dire complètement dans leur loge.

Après avoir bien fixé et immobilisé sur un appui quelconque le bord externe de la main, comme on le fait
pour écrire, l'opérateur manie l'aiguille comme une
plume, avec les doigts, et non avec les mouvements
étendus du bras et de l'épaule, auxquels se complaisent
les débutants. Le tissu malade est couvert de hachures
analogues à celles qu'on ferait pour ombrer un dessin.

Il faut, comme le dit M. Besnier, respecter des ponts
épidermiques, qui serviront, comme de véritables greffes,
à ramener une restauration vraiment extraordinaire
des parties dilacérées ; pour cela, il suffit d'avoir soin de
pratiquer les scarifications bien perpendiculairement à
la surface de la peau.

Les scarifications seront pratiquées hardiment, rapprochées en général d'une distance d'un millimètre
environ les unes des autres ; elles doivent être pratiquées
dans deux directions à peu près perpendiculaires, de
manière à délimiter de petits quadrilatères d'un millimètre de côté ; c'est la scarification quadrillée.

La scarification du tissu lupique est, à la suite des
premières séances, suivie d'hémorragies abondantes,
conséquence de la grande vascularisation des tissus
morbides. Ces hémorragies sont en général faciles à
arrêter par une compression légère ou en déposant sur
la surface scarifiée, comme l'a conseillé M. Vidal, de
minces bribes de coton hydrophile finement effiloché ; ces
bribes agissent comme les toiles d'araignée déposées à
la surface des plaies. Si l'épanchement sanguin est abon-

dant et rebelle, soit qu'il se fasse en nappe, soit qu'un
véritable jet vasculaire se produise, on touchera les
points, dans lesquels l'hémorragie se produit, avec un
crayon de nitrate d'argent taillé en pointe fine; du
même coup on amène une cautérisation et une modification heureuse des tissus malades, pour le traitement
desquels la cautérisation au nitrate d'argent constitue presque, d'après Kaposi, un traitement spécifique.
On pourrait aussi employer les attouchements avec le
perchlorure de fer.

Après un nombre plus ou moins grand de scarifications, la surface lupique se transforme en une nappe
cicatricielle unie, lisse, blanche, dans les mailles de
laquelle des nodules tuberculeux se reproduisent facilement pendant un certain temps. C'est le moment de
faire suivre la dilacération des foyers isolés par la cautérisation de l'intérieur de la loge avec la pointe fine
d'un crayon de nitrate d'argent.

Pour donner son minimum à la douleur provoquée
par les scarifications, il est bon d'agir vite et de ne pas
agir trop longtemps sur un même point de la plaque
lupique; on commencera par scarifier un point de celle-ci,
on se portera ensuite à un point plus ou moins distant
du point premièrement scarifié, puis on reviendra compléter la scarification du point primitivement attaqué,
si celle-ci paraît insuffisante; ou bien on scarifiera la
portion de tissu malade qu'on avait laissée sans l'attaquer entre les points d'abord scarifiés. La scarification
sera donc pratiquée par îlots isolés qu'on réunira successivement plutôt que d'une façon régulière et en suivant progressivement et méthodiquement toute la plaque
lupique, la première façon d'agir étant moins pénible
au patient que la seconde.

Dans les premières heures qui suivent la scarification, après avoir lavé avec une solution antiseptique, eau boriquée ou solution de sublimé, la surface opérée, les malades maintiendront sur celle-ci une gaze ou un coton imbibé de la même solution, puis ils la recouvriront d'emplâtre de Vigo fraîchement préparé ou d'emplâtre rouge du docteur Vidal. Le pansement sera renouvelé tous les jours ; il serait supprimé, si la peau s'enflammait violemment, et remplacé par un pansement avec la vaseline boriquée, avec la poudre de salol ou d'aristol, de sous-carbonate de fer, d'iodol.

Les plaques lupiques peu étendues seront traitées dans toute leur étendue ; les plaques étendues seront scarifiées dans leur périphérie d'abord et ultérieurement dans leur centre. Le progrès des lupus ulcéreux, phagédéniques, est souvent arrêté en peu de séances ; mais il ne faut pas craindre de pratiquer hardiment les scarifications. C'est en pareil cas qu'il est souvent urgent d'arrêter les hémorragies par un attouchement avec le crayon de nitrate d'argent. Les lupus végétants sont heureusement et rapidement modifiés par les scarifications.

M. Besnier est d'avis que l'opéré doit être, autant que possible, tenu dans la position couchée. Dans la plupart des cas, les choses se passent très bien dans la position assise.

La scarification linéaire est une opération médiocrement douloureuse que la plupart des malades arrivent à supporter sans le secours de l'anesthésie. Il est cependant souvent utile, dans la première séance, pour calmer les craintes qu'inspire toujours une opération sanglante, de recourir à l'anesthésie locale obtenue à l'aide d'une injection de cocaïne, ou mieux encore par un badigeonnage au chlorure de méthyle ou une pulvérisation d'éther. Ces divers agents ont le grand inconvénient de modifier et de masquer la consistance des tissus dans un moment où on a tout intérêt à pouvoir en apprécier exactement le degré. Heureusement la plupart des malades renoncent rapidement à cette anesthésie; beaucoup même déclarent la douleur occasionnée par la scarification moins désagréable que celle qui succède à l'application de chlorure de méthyle.

Les scarifications sont absolument indiquées dans les lupus de la face, quand il y a tout intérêt à obtenir la cicatrice la plus parfaite possible ; avec elles, celle-ci est quelquefois presque imperceptible, se traduisant à peine par un état plus lisse, une légère blancheur de la peau ; la transition entre les parties cicatricielles et la peau saine se fait d'une façon insensible, n'a rien qui choque, qui frappe l'œil; les téguments sont lisses, souples. Des régions, qui paraissaient atteintes de lésions irréparables; des ailes du nez, des lèvres, des paupières, qui paraissaient absolument compromises, reprennent leur aspect presque normal; dès que la charpente du nez a été conservée, il est permis d'espérer ramener les parties à un état présentable.

Les scarifications doivent encore être employées pour améliorer les cicatrices imparfaites ou vicieuses survenues à la suite des autres modes de traitement; c'est le traitement par excellence des formes à tendances chéloïdiennes, du lupus vorax.

Le nombre des scarifications nécessaire pour arriver à la guérison est extrêmement variable; il est des lupus qui sont menés, en quelques séances, à une guérison complète ou presque complète : il en est d'autres qui, après des séances multipliées, ne présentent encore que

des modifications peu considérables bien que le procédé
ait été appliqué dans toute sa rigueur; c'est alors qu'il
est bon d'adjoindre aux scarifications les cautérisations
au nitrate d'argent, au galvano-cautère.

Les scarifications ont été incriminées de prédisposer
les malades à la résorption du virus tuberculeux en
déchirant largement un grand nombre de vaisseaux
sanguins et lymphatiques, en créant autant de portes
toutes grandes ouvertes pour la pénétration du virus.

En présence de pareilles craintes, plus théoriques
que démontrées par l'observation, il est peut-être prudent de traiter par la méthode ignée, par les caustiques
chimiques plutôt que par les scarifications, les malades
chez qui l'existence de tuméfactions ganglionnaires
multiples, de manifestations viscérales, pulmonaires
ou autres, peut faire craindre une tendance accusée
de la tuberculose à la généralisation.

Il est séduisant de recourir à l'anesthésie pour
opérer le malade, mais il faut bien se rappeler que
chaque mode d'anesthésie a ses inconvénients; le chlorure de méthyle amène une induration uniforme des
tissus qui supprime les différences de consistance
entre les tissus sains et les tissus malades, différences
sur lesquelles le médecin doit régulièrement se baser
pour apprécier l'étendue et la profondeur qu'il convient de donner aux scarifications : force donc est de
marcher au jugé au lieu de procéder méthodiquement
et d'une façon assurée. La décongélation des tissus est
rapide et la sensibilité est revenue avant que la série
des scarifications soit terminée. L'hémorragie, sup-
primée pendant le temps que la congélation persiste,
revient après elle plus abondante et plus difficile à réprimer. Enfin, la congélation elle-même est douloureuse,

souvent plus désagréable que la douleur occasionnée par les scarifications ; aussi la plupart des malades arrivent rapidement à renoncer à ce mode d'anesthésie et préfèrent avoir à supporter la sensation occasionnée par le passage du scarificateur plutôt que celle qui succède à l'application du chlorure du méthyle.

La congélation par l'éther participe des inconvénients du chlorure de méthyle ; elle est d'une application plus longue et plus compliquée.

L'anesthésie par les injections de cocaïne n'est applicable qu'aux plaques peu étendues ; il y a toujours lieu de redouter les accidents cocaïniques que nous ne sommes pas toujours sûrs d'éviter.

L'anesthésie générale n'est véritablement pas pratique pour une opération aussi peu importante que la scarification et qui doit être fréquemment répétée.

Quand on opère sans anesthésie, ce qui est le cas le plus ordinaire, il est bon de tendre fortement la peau : la douleur se trouve ainsi très atténuée.

Cautérisation ignée.

La *cautérisation ignée en masse* est couramment employée par les chirurgiens de l'École de Lyon : le foyer lupique est détruit, en une seule séance, dans sa totalité, sans ménagements particuliers pour les tissus sains. Cette destruction en masse peut être opérée avec le galvano-cautère, avec le thermocautère de Paquelin : Horand est resté fidèle au cautère à bouche chauffé au charbon de bois, dont le rayonnement de calorique est plus grand et dont l'énergie caustique est conséquemment plus développée.

La méthode de la destruction en masse ne trouve sa

raison d'être que dans la nécessité d'agir très rapidement chez certains malades, qui ne peuvent rester que peu de temps entre les mains du médecin et qui doivent échapper rapidement à sa surveillance.

En surveillant avec soin la cicatrisation, en réprimant le bourgeonnement avec le crayon de nitrate d'argent dès qu'il paraîtra excessif, on arrivera, même avec cette méthode, à avoir des cicatrices d'aspect suffisamment beau, sans brides, sans saillies chéloïdiennes accusées. L'état lisse des cicatrices ne peut guère s'obtenir que dans les cas où le travail de cicatrisation est dirigé de très près et surveillé presque journellement.

Il faut aussi, pour éviter les récidives, avoir grand soin d'agir énergiquement, ne pas craindre de dépasser largement la zone limite apparente de la plaque lupique et de mordre sur les tissus sains.

La méthode de la cautérisation ignée en masse, malgré la rapidité de la guérison qu'elle peut amener, reste toujours une méthode d'exception, à cause de la grandeur des délabrements auxquels elle entraîne, et de la difformité des cicatrices qui lui succèdent dans les cas où le travail de cicatrisation ne peut être surveillé de très près, et même quelquefois quand il est surveillé : aussi est-il préférable en général de ne chercher à détruire le lupus que par une série de séances successives, en n'attaquant chaque fois qu'une partie limitée de la lésion : c'est la méthode des *cautérisations fragmentées*.

La méthode des *cautérisations fragmentées* inaugurée à Vienne par Hébra, en France par Guibout et Péan, a été portée à son summum de perfection par le docteur Besnier, à qui nous devons d'avoir établi les règles de son emploi, d'avoir apporté une série de modifications à son instrumentation. On peut employer le thermo-cautère du docteur Paquelin, mieux vaut le galvano-cautère, dont le rayonnement est moins puissant.

L'électricité est fournie par un appareil permettant, c'est là une condition indispensable, de graduer à volonté l'intensité du courant ; un manche de manie-ment facile reçoit et permet de changer à volonté les cautères, dont le modèle, l'importance varient avec les différentes formes du lupus ; ce sont des pointes uni-ques, doubles, multiples, fines ou grosses, des anses, des couteaux simples ou associés, des boutons.

Pour la destruction interstitielle, successive, en plu-sieurs séances, du tissu lupique, voici comment il con-vient de procéder dans les cas ordinaires :

Avec la pointe de platine rougie au rouge sombre (c'est là une règle absolue sur laquelle M. Besnier a légi-timement insisté) on pratique une série de ponctuations distantes les unes des autres d'un millimètre environ ; avec les électro-cautères à pointes multiples associées, l'opération peut être exécutée plus rapidement. La pénétration du galvano-cautère doit être poussée dans le tissu sain un ou deux millimètres au delà du tissu morbide.

Les lupus peu étendus seront attaqués sur toute leur surface dans une seule séance ; les lupus étendus seront attaqués par séries fragmentées.

La manière de pratiquer les cautérisations devra varier quelque peu avec la région dans laquelle le lupus siège.

Sur le tronc et sur les membres, on peut pratiquer, dans une première séance, une cautérisation à fond des surfaces lupiques. Celle-ci sera facilitée par une anes-thésie locale ou générale ; il est souvent avantageux de

la faire précéder d'une rugination des parties malades.
On détruira les foyers de repullulation au fur et à mesure
qu'ils se reproduiront.

Sur le visage, la cautérisation doit être faite avec
l'électro-cautère et non avec le thermo-cautère, dont
l'irradiation est trop intense; il faut employer les
aiguilles fines; la guérison ne sera pas poursuivie en
une seule séance, on multipliera le nombre de celles-ci
proportionnellement à l'étendue et à la profondeur de
la plaque lupique. Dans les lupus peu étendus du centre
de la face, une guérison définitive peut quelquefois être
obtenue en une seule séance.

L'hémorragie est rare ou peu abondante à la suite
de la cautérisation ignée; cependant elle se produit
assez facilement quand le cautère a été porté à une
température trop élevée ou quand le tissu est particulièrement vasculaire. L'hémorragie s'arrête aisément
en pareil cas en touchant la plaie avec le cautère maintenu au rouge sombre ou bien encore avec le crayon de
nitrate d'argent; il suffit souvent d'appliquer quelques
brins de coton finement effiloché.

Il faut surtout attaquer la périphérie, qui est la zone
active par excellence de la lésion; il faut dépasser de
plusieurs millimètres la limite apparente. Les ponctuations, les hachures ignées doivent être assez rapprochées, pas assez cependant pour que les eschares se
réunissent et donnent naissance à une vaste plaie continue.

Le cautère doit, suivant le conseil de M. Besnier, être
maintenu un moment en place, en exerçant un léger
mouvement de circumduction.

Il n'est pas très difficile d'arriver, avec un peu d'habitude, à discerner, par la résistance différente des tissus,

si le cautère se meut encore dans le tissu pathologique ou s'il est arrivé au contact des tissus sains.

La méthode des cautérisations a le grand avantage de n'être pas ou d'être peu sanglante, de ne pas s'accompagner d'hémorragies notables.

La cicatrice, qui succède aux cautérisations, peut être remarquablement lisse. Dans les premiers temps, elle porte l'empreinte des pointes caustiques, des hachures; mais, peu à peu, en quelques semaines, en quelques mois, les inégalités se nivellent et la surface cicatricielle devient unie.

La méthode des cautérisations aurait, pour M. Besnier, le grand avantage de prévenir l'infection générale de l'économie en ne permettant pas la résorption du virus tuberculeux; il n'y a pas au moment de l'opération, il ne reste pas à sa suite de vaisseaux béants par lesquels cette résorption puisse se produire. Théoriquement cette proposition paraît fort exacte, surtout si l'on considère ce qui se passe au moment même de l'opération; mais il n'est peut-être pas aussi sûr que tout phénomène de résorption manque, quand il y a hémorragie ou quand il se produit un travail suppuratif au voisinage de l'eschare, ce qui arrive assez facilement quand le malade n'est pas très soigneux.

L'action du traitement par la galvano-caustique est rapide; mais cette méthode ne met pas plus que les autres à l'abri des réveils du travail tuberculeux.

La douleur produite par les cautères est toujours vive, mais fort variable avec l'impressionnabilité des sujets; elle cesse rapidement après que l'aiguille a été retirée.

La vue du cautère rougi impressionne vivement les malades, surtout lors de la première séance et quand ils

ne sont pas accoutumés à ce genre de traitement. On
peut en partie atténuer cette appréhension naturelle
avec les galvano-cautères à verrou en ne fermant le
courant qu'au dernier moment, alors que la pointe a
été amenée presque au contact de la région que l'on
doit cautériser.

L'anesthésie peut être employée pour favoriser l'opération. L'anesthésie générale ne peut être employée que
pour la destruction en masse de vastes surfaces lupiques.
Pour les cautérisations courantes et répétées, on
recourra, chez les malades trop pusillanimes, à l'emploi
des injections sous-cutanées de cocaïne ou à la réfrigé-
ration locale à l'aide des badigeonnages au chlorure de
méthyle ou des pulvérisations d'éther. Ces derniers
procédés d'anesthésie ont, comme pour les scarifications,
l'inconvénient de modifier la consistance des tissus,
consistance sur laquelle l'opérateur s'appuie pour juger
à quelle profondeur il doit pousser la cautérisation;
une anesthésie locale superficielle est très utile chez
certains malades qui fuient instinctivement devant
l'instrument quand, à son approche, ils en sentent
le rayonnement, avant qu'on ne les ait touchés, et qui
supportent très bien les douleurs de la cautérisation,
quand le thermo-cautère est plongé au milieu des tissus
morbides.

Le pansement consécutif aux séances de cautérisation
est en général simple.

Si les surfaces sont sèches, s'il n'y a ni écoulement
sanguin, ni suppuration, le pansement peut se faire
par l'application d'un emplâtre rouge du Dr Vidal ou
de Vigo sur taffetas rose, ou même d'une mince couche
de coton hydrophile recouvert de baudruche gommée,
de taffetas.

Si le lupus saigne ou suppure, il faut d'abord arrêter l'écoulement sanguin, s'il est abondant ; ce résultat s'obtient en recouvrant la plaie de quelques brins de coton hydrophile ou antiseptique finement effiloché ; puis on fera le même pansement que précédemment, si la suppuration est peu abondante. Si la suppuration est abondante, on adoptera le pansement sec avec la poudre d'aristol, de salol, d'iodoforme ou le pansement humide avec le coton hydrophile imbibé de solution légère d'acide borique, de sublimé, etc. Chaque fois qu'on renouvellera le pansement, il sera bon de faire une lotion ou une pulvérisation sur les surfaces malades avec une solution antiseptique faible.

Dans les cas les plus simples, les eschares restent sèches, ne deviennent le centre d'aucune irritation appréciable. M. Besnier est d'avis qu'il faut, en pareil cas, précipiter la chute des croûtes au moyen d'applications d'emplâtres ou de cataplasmes, de pulvérisations ; au besoin, il les enlève au moyen de la curette ; il craint, en les laissant séjourner, de les voir s'imprimer dans la surface de cicatrisation. Après l'avulsion des croûtes, notre maître pratique la cautérisation de la petite plaie successivement avec le crayon de nitrate d'argent et le crayon de zinc.

Quand la petite eschare de cautérisation devient le point de départ d'un centre de suppuration ; quand, à son niveau, se forme une lésion croûteuse et suppurative à aspect impétiginiforme, il faut traiter cette lésion comme toute surface suppurante ordinaire.

Les séances de cautérisation doivent être recommencées chaque fois que la cicatrisation des cautérisations pratiquées dans la séance précédente est complète. Le nombre total des opérations nécessaire pour conduire le lupus à guérison, reste inférieur à celui des scarifications qui auraient été nécessaires pour le même cas.

La qualité des cicatrices obtenues à la suite des cautérisations ignées varie avec les conditions dans lesquelles le lupus se présentait, avec l'activité des réactions chez chaque malade en particulier, avec l'habileté de l'opérateur. A égalité de conditions, on peut dire qu'avec ce procédé les résultats obtenus sont beaucoup moins beaux qu'avec les scarifications linéaires. Dans les cas où les cicatrices se présentent réticulées, radiées, bridées, le temps adoucit généralement cet aspect défectueux et l'on peut toujours atténuer ou même faire disparaître l'aspect vicieux de la cicatrice par l'emploi des emplâtres résolutifs et des scarifications.

Électrolyse. — Les recherches de Gartner, Lustgarten, Jackson ont montré qu'il était possible avec l'électrolyse d'obtenir une escharification des tissus lupiques sans altération des tissus sains. On se sert généralement aujourd'hui d'aiguilles de platine qu'on enfonce obliquement jusqu'aux tissus sains ; plusieurs aiguilles positives sont ainsi placées. Il se forme des eschares rétractiles qui enserrent et étouffent les tissus au milieu desquels le tubercule se développe, la mort de celui-ci se produit consécutivement.

L'application de l'électrolyse serait peu douloureuse ; il n'y aurait pas d'écoulement sanguin ; il serait facile d'atteindre les tubercules, même profondément situés, en n'atteignant pas ou en n'atteignant que fort peu les tissus sains. Les cicatrices obtenues seraient de bon aspect.

Malgré l'autorité de ses défenseurs, l'emploi de l'électrolyse n'est pas encore assez réglé, n'a pas encore été assez fréquent pour qu'on puisse la considérer comme entrée définitivement dans le traitement du lupus, et nous ne saurions dire encore quelle place l'avenir lui réserve, si elle deviendra méthode courante, si elle remplira quelques indications spéciales, si même elle restera.

Les *injections interstitielles* de substances caustiques n'ont pas jusqu'à présent donné des résultats bien heureux, quelle qu'ait été la substance employée, solutions de sels mercuriels, iodées, iodoformées, d'ichthyol, d'acide pyrogallique. Cette méthode, quelque séduisante qu'elle soit à première vue, n'a encore été que fort peu employée.

Le traitement chirurgical du lupus tuberculeux constitue aujourd'hui le traitement le plus usité, le plus actif, le plus sûr de l'affection; cependant les esprits éminents, tels que le professeur Hardy, trouvent encore que son application doit être plus bornée qu'on ne l'a proposé et donnent la préférence aux *caustiques chimiques*.

CAUSTIQUES CHIMIQUES

Parmi les caustiques chimiques, le *nitrate d'argent* est un des vétérans. D'après le professeur Kaposi, il est le caustique le plus pratique, le plus utile, le plus éprouvé. Employé sous forme de crayon, il a assez de résistance pour pénétrer dans chaque tubercule et joint l'action mécanique à l'action caustique; il a l'avantage de ne pas pouvoir nuire, puisqu'il ne saurait pénétrer dans le tissu sain.

Avec lui on pourra aussi bien détruire les grosses nodosités du lupus turgescent que les infiltrations superficielles, et cela aussi facilement qu'avec la curette. Non seulement on arrive à détruire mécaniquement les vaisseaux des bords et du fond de la plaque, mais encore à les oblitérer par thrombose. — Le crayon reste, d'après l'éminent dermatologiste viennois, le moyen par excellence pour le traitement du lupus.

Le nitrate d'argent en solution concentrée (parties égales d'eau et nitrate d'argent) ne doit pas être employé dans le cas de lupus intact, car cette solution ne traverse pas l'épiderme ; elle ne peut servir que dans le lupus ulcéré, en partie détruit ou désagrégé, pour des granulations molles, ou pour des nodosités jeunes récidivées. Pour ces dernières, il est bon de détacher préalablement l'épiderme avec une solution de potasse caustique (5 grammes pour 10 d'eau) dont on enlève l'excès en faisant une lotion avec l'eau phéniquée.

L'eschare, produite par le crayon de nitrate d'argent, reste le plus souvent sèche ou suppure peu ; le pansement consécutif est simple et la guérison de la petite plaie est facilement obtenue. La guérison complète peut être obtenue par ce seul traitement ; mais l'action cautérisante reste le plus souvent limitée, insuffisante et partant les repullulations, les récidives sont fréquentes. Le crayon de nitrate d'argent doit surtout être employé comme moyen complémentaire à la suite du curetage, des scarifications plutôt que comme moyen exclusif de traitement.

Le *chlorure de zinc* a été employé sous forme de pâte de Canquoin, de crayon pur, dissous dans l'alcool ou dans l'eau dans la proportion de 1 sur 2. Lailler a montré les heureux résultats qu'on pouvait tirer de ces préparations.

Avec ces différentes substances, il est difficile de ne pas atteindre les parties saines de la peau. C'est un procédé douloureux, qui entraîne facilement des cicatrices difformes. Besnier, malgré l'habitude qu'il a d'employer ce médicament et l'habileté avec laquelle il le manœuvre, en proscrit absolument l'usage dans le lupus de la face. Il peut rendre de véritables services dans le traitement du lupus des membres et du tronc, ou quand le lupus est compliqué d'épithélioma (DUBOIS-HAVENITH).

Les *préparations arsenicales* sont fréquemment employées.

La pâte arsenicale du frère Côme a été modifiée par Hebra, selon la formule suivante :

Arsenic blanc   1
Cinabre   3
Onguent émollient   24
Vaseline ou lanoline   15

La pâte, étendue sur de la toile en une couche d'épaisseur variable suivant celle du lupus à traiter, est appliquée sur la région malade. On renouvelle le pansement quotidiennement pendant 3 ou 4 jours de suite. Dès le second jour, des douleurs, du gonflement se produisent; ils augmentent avec chaque application. Les douleurs cessent quand on enlève le pansement ; les nodosités lupeuses sont devenues brunâtres, escharifiées; elles seules sont atteintes; la peau normale, le tissu cicatriciel intermédiaire sont restés intacts ou sont devenus simplement érythémateux, et légèrement tuméfiés.

Dans le cas de lupus ulcéré, l'effet est produit en deux jours ; dans le lupus turgescent, il se produit seulement au bout de quatre jours.

Les petites plaies, qui succèdent à l'application de la pâte arsenicale, se cicatrisent rapidement en quelques jours, n'exigent aucun pansement actif ; un peu d'asepsie suffit à mener la cicatrisation à bien.

Les phénomènes d'intoxication arsenicale ne paraissent pas se produire facilement à la suite de telles applications ; cependant il est prudent de ne pas traiter à la fois une surface plus grande que la paume de la main.

Quelques *préparations mercurielles* sont encore en honneur.

Le professeur Hardy est resté fidèle à la pommade au biiodure de mercure composée de parties égales d'axonge et de biiodure, chauffée au moment de s'en servir pour la rendre plus liquide. La pommade ainsi liquéfiée est étalée avec un pinceau. Il se forme une croûte impétiginiforme accompagnée de la production d'une inflammation légère. A la chute de la croûte, on constate une amélioration des surfaces malades, une tendance à la cicatrisation. Malheureusement ce procédé de traitement est très douloureux et, comme il faut renouveler les applications à plusieurs reprises, les malades ont peine à s'y soumettre.

C'est actuellement le *sublimé* qui est la préparation mercurielle la plus employée. Doutrelepont (DE BONN) l'a adopté comme médicament courant. Les parties malades sont recouvertes de compresses trempées dans une solution de sublimé au millième et recouvertes de gutta-percha laminée ; les parties malades doivent être maintenues dans un état constant d'humidité. Pour les paupières, on emploie la pommade suivante :

Bichlorure d'hydrargyre, 1 gramme ; faire dissoudre dans acide sulfurique q. s., ajoutez lentement vaseline jaune, 100 grammes.

Les granulations fongueuses s'affaissent, disparaissent ; la suppuration diminue ; la cicatrisation débute par la périphérie. Le professeur de Bonn a progressivement modifié sa méthode ; en faisant d'abord précéder les applications de compresses par une séance de raclage ; ensuite en pratiquant des injections interstitielles.

Le docteur White a pu constater les effets utiles des applications de sublimé au début du lupus, elles lui ont paru sans action sur les gros tubercules lupiques.

Auspitz fait des injections interstitielles de solution de sublimé au deux centième ou au centième. On injecte chaque fois quelques gouttes de la solution. L'amélioration serait rapide. L'injection est suivie d'un léger œdème ; quelques piqûres deviennent l'origine d'une petite eschare ou de suppuration. Une quinzaine d'injections peut suffire à amener la guérison.

Le *nitrate acide de mercure* a été recommandé comme moyen destructif ; on l'appliquera au moyen d'un petit pinceau d'ouate roulé à l'extrémité d'un stylet ou mieux d'une baguette de verre.

Le docteur Dubois-Havenith reproche à ce procédé, habituellement employé par son maître le professeur Thiry, d'être très douloureux, de donner souvent des cicatrices vicieuses. Son application, facile pour les formes tuberculeuses et ulcérées du lupus, devient difficile dans les formes étendues, à infiltration diffuse et profonde.

Dans les applications étendues, il y a lieu de craindre l'intoxication par le sel mercuriel.

Le docteur Brooke recommande la pommade suivante :

Oléate de mercure (2 à 5 0/0) . . . . . . 30 gr.
Acide salicylique. . . . . · . . .   1 »
Ichthyol . . . . 50 »
Huile de lavande . . . . q. s.

L'*acide salicylique* a été recommandé par Unna qui le considère comme possédant une action élective très prononcée et respectant · complètement les éléments sains. Le professeur de Hambourg emploie l'acide salicylique sous forme d'emplâtres renfermant de 10 à 50 grammes d'acide par mètre, suivant la situation plus ou moins profonde des nodules lupiques que l'on combat. Pour rendre l'application de l'emplâtre moins douloureuse, on peut ajouter 40 grammes de créosote par mètre. M. Besnier est aussi fort partisan de l'emplâtre salicylé créosoté qu'il formule de la façon suivante : emplâtre diachylon, 20 parties ; acide salicylique, 5 parties ; créosote de hêtre, 1 partie.

L'application de l'*emplâtre salicylé créosoté* éveille de vives douleurs dans les instants qui suivent son application ; le pansement doit être renouvelé au moins toutes les vingt-quatre heures ; on a recours à des préparations de moins en moins fortes ; quand les tubercules ont été suffisamment attaqués, on continue les pansements avec les emplâtres au naphtol, à l'iodoforme.

Les quelques essais que j'ai faits de l'emplâtre salicylé créosoté, ne m'ont pas fourni des résultats particulièrement brillants et, tout en admettant son activité, je ne crois pas plus que mon collègue Brocq, qu'il soit appelé à occuper une place exceptionnelle dans le traitement du lupus. L'acide salicylique est surtout bon pour décaper, pour mettre à nu le tissu lupique ; c'est, pour ainsi dire, un traitement préparatoire qu'il est bon de faire suivre d'un traitement plus destructif.

L'*acide lactique* a été recommandé par Doyen, Moor, von Mœstig, Rafin, Tripier contre la tuberculose cutanée, soit pur, soit étendu d'eau ; les solutions ont pu être concentrées jusqu'à 80 0/0. Lacide lactique n'est guère applicable qu'aux lupus ulcérés ou mis à vif par une scarification, un raclage, une cautérisation fraîchement pratiqués. Le maniement du médicament exige une surveillance active ; comme il n'a aucune action élective et peut atteindre les parties saines, il faut, avant l'application de l'acide lactique, protéger les parties saines en les recouvrant d'un emplâtre simple ou d'une couche de corps gras. La surface malade sera badigeonnée ou recouverte pendant quelques instants d'un tampon de coton hydrophile trempé dans le médicament.

L'application du médicament est parfois assez douloureuse et demande à être atténuée par un badigeonnage préalable à la cocaïne.

L'action de l'acide lactique est très prononcée ; les cicatrices consécutives à son application sont ordinairement unies, mais elles présentent quelquefois des difformités assez accusées pour que Brocq pense qu'on ne doive pas employer ce médicament dans les lupus récents caractérisés par quelques tubercules groupés ou isolés ; le danger qu'on courrait en pareil cas d'avoir des cicatrices difformes, ne compenserait pas la rapidité qu'on pourrait obtenir du travail de guérison. Ce traitement doit être réservé aux lupus ulcérés, profonds, anciens, avec infiltration notable du derme, et surtout aux lupus des muqueuses (BROCQ).

Le professeur Leloir utilise volontiers l'acide lactique dans les pansements consécutifs au raclage. Dans le but de détruire les tissus malades qui ont échappé à l'opération, il applique des plaques très fines d'ouate hydrophile imbibées de : glycérine, 6 parties; acide lactique, 4 parties. Le pansement est maintenu en place pendant 2 à 7 heures par jour, et renouvelé pendant 1, 2, 3 jours, suivant les cas.

Le docteur Schultz, de Kreutznach, a recommandé le *permanganate de potasse,* auquel il attribue une action presque infaillible. Il emploie une solution à 10 0/0; il badigeonne avec un pinceau jusqu'à l'apparition d'une croûte noirâtre. Les applications sont renouvelées tous les jours ou tous les deux jours jusqu'à guérison. L'action curative est précipitée si l'on a soin de mettre les tubercules à nu en déchirant l'épiderme avec une curette.

L'*iode*, sous forme d'injections interstitielles de glycérine iodée :

<pre>
Iode pur . . . . .)
                      (aa. 5 grammes.
Teinture d'iode .   )
Glycérine pure 10   —
</pre>

ne compte qu'un nombre restreint de partisans.

La *résorcine*, le *napthol*, le *naphtol camphré*, ont été recommandés dans le traitement du lupus; mais ce sont plutôt des pansements utiles que des moyens d'attaque puissants. Bertarelli emploie la résorcine sous la formule suivante :

<pre>
Résorcine. . . . . . . 10 parties.
Lanoline 20   —
</pre>

Certains lupus très anciens, très étendus, avec mutilations déjà réalisées, sont, comme le professe mon savant collègue M. Besnier, pour ainsi dire, réfractaires à toute médication. Les caustiques chimiques, les cauté-

risations ignées, en raison de l'étendue des surfaces,
sont à peu près inapplicables; la pusillanimité des
malades vient quelquefois encore compliquer la situation. C'est dans ces circonstances qu'un certain nombre
de malades se trouvent bien de la production de der-
matites suppuratives provoquées. L'acide pyrogallique
peut être utilisé sous forme de pommades à 10 0/0
d'excipient, comme le pratique Schwimmer, d'emplâtres comme le fait Unna; soit encore sous forme de
solutions éthérées, comme l'a conseillé M. Besnier et
comme nous le pratiquons nous-même habituellement.
Les surfaces sont badigeonnées avec une solution concentrée d'acide pyrogallique dans l'éther ou reçoivent
une pulvérisation faite avec cette solution concentrée.
La surface malade se revêt d'une couche blanche et
adhérente d'acide pyrogallique en nature, que l'on recouvre immédiatement de traumaticine. Dans les jours
qui suivent, il se produit à la surface des tissus pathologiques une irritation analogue à celle que provoquerait
l'application d'un vésicatoire. A la périphérie des tissus sur lesquels l'application a été faite, on observe
à peine un peu de tuméfaction sans rougeur. Les badigeonnages ou les pulvérisations sont répétés jusqu'à ce
que tout foyer lupique ait disparu de la cicatrice. La
cicatrice qui succède aux applications est lisse et unie.
Le traitement est à la fois simple, expéditif; le médicament paraît avoir une action quasi-élective sur le tissu
lupique. Une seule application est nécessaire pour produire la dermite curative; celle-ci est obtenue plus ou
moins énergique, selon l'épaisseur de la couche d'acide
pyrogallique déposée à la surface du lupus.

Aucun pansement n'est nécessaire avant que la suppuration ait détaché ou rompu la couche de trauma-

ticine; à ce moment, on pourra employer comme pansement l'emplâtre rouge de Vidal, l'emplâtre de Vigo. Ce mode de traitement est applicable surtout au visage; il est admirablement supporté par les sujets pusillanimes, d'une application facile, même dans les policliniques; il convient beaucoup mieux au lupus de Willan qu'au lupus érythémateux; [son action reste superficielle; elle ne devient quelque peu profonde que dans les cas où elle rencontre un tubercule mou.

Quand on emploie la pommade pyrogallée, l'action est plus marquée, plus rapide sur les points ulcérés que sur les nodules qui ont conservé leur épiderme. L'action est complète quand les nodules lupiques se sont affaissés et ont pris une coloration complètement noire, ce qui s'obtient en 3, 4, 5, 6 applications. L'action étant moins rapide, ce traitement demande une surveillance moins active que celui par les pâtes arsenicales. Il convient mieux au traitement des nodosités isolées qu'à celui des surfaces ulcérées; la crainte d'intoxication n'est pas grande, quand on n'agit que sur des surfaces d'étendue moyenne.

La douleur consécutive à l'application d'acide pyrogallique a été très diversement appréciée par les divers auteurs; souvent légère, elle est quelquefois très vive, intolérable même au point d'obliger à renoncer à l'emploi du médicament (DUBOIS-HAVENITH). Le professeur Schwimmer lui-même, grand pronateur de la méthode, reconnaît que la souffrance est quelquefois telle que les malades la supportent difficilement.

Le traitement du lupus par l'acide pyrogallique compte à son actif un certain nombre de cas heureux dans lesquels la guérison s'est produite avec une assez grande rapidité.

Je n'ai pas encore parlé d'une méthode qui, plus que toute autre, a été à l'honneur, mais qui a montré une fois de plus combien la roche Tarpéienne est près du Capitole, je veux parler de la méthode de Koch ; c'est que, comme tous ceux qui ont pu en suivre journellement et méthodiquement les résultats à l'hôpital Saint-Louis, je crois qu'avant de rentrer à nouveau dans la pratique, elle demande à être considérablement perfectionnée. Les rapports de MM. Vidal et Besnier à la Société française de dermatologie (janvier et février 1891), ont nettement mis à jour les résultats qu'on pouvait attendre de cette méthode ; le rapport de M. Besnier a l'éloquence des chiffres.

L'amélioration du lupus à la suite des injections de la lymphe de Koch est incontestable ; cette action est plus marquée, plus rapide dans les formes ulcéreuses.

A la suite des phlegmasies éphémères locales qui suivent l'injection, on voit se produire, comme à la suite des poussées érysipélatoïdes, des affaissements plus ou moins accentués, des ébauches de cicatrisation, un processus de résolution dans l'atmosphère congestive du lupus, mais les tubercules proprement dits, les éléments essentiels et spécifiques de la maladie, restent stationnaires, ou même augmentent et se multiplient, comme s'il ne s'était rien passé. Le résultat heureux obtenu reste habituellement moins prononcé qu'à la suite de l'érysipèle vrai ; mais c'est au prix de graves dangers que les résultats heureux sont acquis.

Sur trente-huit malades traités à l'hôpital Saint-Louis et dont l'observation fut prise avec une scrupuleuse exactitude, trois fois le traitement dut être abandonné après la première ou la seconde injection, à cause de la gravité des symptômes généraux provoqués ; dans les

cas moins graves, la température oscilla entre 39 et
41° 3 ; il y eut prostration, avec ou sans complication de
congestion pulmonaire, hématurie, albuminurie, endo-
cardite, phénomènes nerveux graves, dyspepsie,
vomissements, vertiges, lipothymies, crampes, etc.

L'amaigrissement est allé jusqu'à 6,500 grammes ;
cinq malades sont restés anémiés et déprimés ; trois ont
vu éclater des tuberculoses ignorées jusque-là.

Les résultats obtenus au prix de tels dangers ont été
nuls dans 16 cas; 22 fois, il y eut amélioration du
lupus, jamais guérison : aussi M. Besnier pouvait-il
conclure :

« L'inoculation de l'extrait glycériné des cultures
sèches et pures du bacille de Koch produit une action
locale dont l'effet le plus prochain est une réduction
temporaire de masse, une atténuation momentanée des
tissus tuberculisés. Mais les modifications favorables
obtenues sont restées incomplètes, insuffisantes, quelle
qu'ait été la dose de médicament employée, quelque
réitérées qu'aient été les inoculations. »

Sur aucun des inoculés de l'hôpital Saint-Louis, il n'a
été obtenu un résultat supérieur, ni même égal à celui
réalisé par les moyens ordinaires de traitement dans le
même délai.

« Dans ces conditions, écrivait M. Besnier, je ne me
considère pas comme autorisé à continuer une expérimentation dont j'ai accepté la pleine responsabilité jusqu'à démonstration. Mais, aujourd'hui, ma conviction
est établie ; je ne crois plus que le médecin soit autorisé
à inoculer à l'homme les extraits des toxines de la
tuberculose, et je ne pratiquerai plus d'inoculations. En
agissant ainsi, je crois simplement me conformer aux
traditions d'humanité et de respect de la vie humaine,

qui sont une des gloires les plus pures de la médecine française. »

Si l'on complétait aujourd'hui la statistique des malades traités à l'hôpital Saint-Louis, ce qui ressortirait, c'est la nécessité ultérieure pour tous ces malades de reprendre le traitement local par les méthodes ordinaires ; pour quelques-uns, l'évolution de tuberculoses viscérales graves, voire mortelles, la persistance de lésions viscérales. En résumé, au prix d'un traitement presque toujours très fatigant, parfois dangereux, une amélioration que les traitements ordinaires, non dangereux, peu fatigants, auraient amené avec une rapidité presque égale ; pas une guérison complète.

De toutes les tentatives faites avec la lymphe de Koch, ce qui reste, c'est une voie ouverte, une tentative glorieuse, mais demandant encore bien des transformations avant de devenir applicable, demandant surtout une atténuation des dangers.

Les différents moyens de traitement que nous venons de signaler, et nous n'avons mentionné que les principaux, montrent que les ressources ne manquent pas contre le lupus ; cette richesse même laisse deviner qu'aucune n'est applicable à tous les cas, infaillible. Sur quelles bases le médecin s'appuiera-t-il pour faire choix dans cet arsenal ?

M. Vidal a montré que les circonstances dans lesquelles le malade atteint de lupus se présente, fournissent de grandes lignes de conduite ; qu'on peut, en se basant sur l'état actuel de nos connaissances, établir des périodes présentant des conditions de traitement différentes ; ces périodes peuvent se diviser en trois :

Première période : *période de dégrossissement*, pendant laquelle le néoplasme, formant une masse étendue, est attaqué sur toute sa surface.

Deuxième période : *période des tubercules isolés*, dans laquelle la masse pathologique est représentée par une cicatrice semée de nodosités tuberculeuses. Chaque tubercule sera poursuivi isolément par les scarifications, les attouchements au crayon de nitrate d'argent, le galvano-cautère.

Troisième période : *période de perfectionnement*, pendant laquelle on combat quelques points rebelles.

Brocq a ajouté une quatrième période, *période de surveillance*, pendant laquelle on fait revenir de temps en temps le sujet considéré comme guéri pour l'examiner avec le plus grand soin, agir sur tous les points qui paraissent douteux, en particulier sur les bords qui doivent blanchir et reprendre une teinte naturelle·

Un certain nombre de lignes générales peuvent guider le médecin dans le choix du traitement.

Les méthodes chirurgicales sont celles qui donneront les résultats les plus sûrs, les plus réguliers, entre les mains d'un médecin expérimenté; elles devront, dès lors, être en principe préférées aux caustiques chimiques; mais elles demandent de la part du malade un certain courage, une grande régularité dans la suite des séances. Quand je parle des méthodes chirurgicales, j'ai en vue principalement celles qui se proposent d'obtenir la destruction du foyer lupique par une série de destructions successives, comme les scarifications et les cautérisations ignées fragmentées; je ne parle pas des destructions en masse pratiquées en une seule séance par l'ablation au bistouri, par la destruction au fer rouge, ou bien encore par un raclage profond. Ces dernières opérations, ne devant pas se répéter, peuvent être pratiquées sous le chloroforme, et suppriment de la part du malade le besoin d'énergie, de suite dans le traitement ; mais il faut bien avoir présent à l'esprit qu'elles n'amènent pas, le plus souvent, une guérison complète.

Le besoin d'agir vite pourra faire adopter l'une des méthodes précédentes, qu'on pourrait ranger au point de vue des résultats obtenus dans l'ordre décroissant suivant : ablation totale par le bistouri ou le curetage, destruction par la cautérisation ignée totale ou fragmentée, scarifications. Un point seulement doit être présent à l'esprit du médecin, quand il se décidera pour les procédés rapides, c'est que les résultats immédiats les plus brillants sont loin d'être les plus solides. « Plus le résultat a été obtenu lentement, a écrit M. Vidal, meilleur et plus durable il est. »

Le *siège* du lupus pourra faire donner la préférence à une méthode de traitement plutôt qu'à une autre ; les lupus de la face relèvent particulièrement du traitement par les scarifications ; celles-ci, plus que toute autre thérapeutique, sont susceptibles de procurer une cicatrice lisse, régulière, blanche, se fondant souvent d'une façon remarquable avec les tissus sains avoisinants. On objectera peut-être à l'adoption de ce traitement la lenteur relative de son action ; mais les résultats obtenus par une main habituée et non timorée sont souvent remarquables même de promptitude, et c'est chose merveilleuse de voir avec quelle rapidité, sous la seule influence des scarifications, un lupus vorax s'arrête, un lupus végétant s'affaisse.

Les cautérisations ignées fragmentées, les préparations d'acide pyrogallique peuvent aussi donner de beaux résultats, mais ils arrivent difficilement à fournir des cicatrices approchant par leurs qualités de celles que procurent les scarifications.

Pour les lupus du tronc et des membres, la pratique des cautérisations ignées constitue une méthode très rapide. Dans certains cas, on pourra précipiter la guérison en faisant précéder les cautérisations par un raclage énergique. La destruction totale réussira dans quelques cas, soit qu'on pratique l'excision, soit qu'on ait recours à la cautérisation en masse, ou au raclage profond, comme le pratique M. Broca. Mais dans tous les cas où le lupus est tant soit peu étendu, il est à craindre que quelque parcelle du tissu morbide n'échappe à l'opération et la récidive est la règle. En général, les procédés les plus employés aujourd'hui sont la cautérisation ignée, le raclage suivi d'une cautérisation énergique avec le galvano-cautère, le nitrate d'argent, le chlorure de zinc, l'acide pyrogallique ; quand les surfaces malades seront *très étendues*, il y aura intérêt à fragmenter le champ opératoire et à n'attaquer toute la surface qu'en plusieurs séances.

Dans tout lupus, surtout après le traitement par le raclage, l'ablation, les cautérisations profondes, le travail de cicatrisation doit être surveillé de près. La cicatrice est, pour ainsi dire, ce que le médecin la fait. Le bourgeonnement excessif, la tendance à la transformation chéloïdienne sont les dangers que le médecin doit surveiller de plus près.

La *forme* du lupus fournit un certain nombre d'indications.

Le lupus plan cède le plus ordinairement avec facilité aux scarifications ou aux applications de pointes ignées ; les formes colloïdes résistent souvent plus au traitement. — Les lupus ulcéreux, impétigineux sont ceux qui prêtent le plus à l'emploi des caustiques chimiques ; les formes vorax s'arrêtent avec rapidité sous l'action des scarifications. — Dans les formes ulcéreuses, il est souvent avantageux, au point de vue de la promptitude des résultats obtenus, de faire précéder les scarifications ou les cautérisations par un raclage des parties malades ; les qualités de la cicatrice ne se trouvent pas compromises par cette opération. Le lupus elevatum, qui semblerait à première vue demander un traitement destructeur énergique, s'affaisse rapidement sous l'influence des scarifications, et la restauration de la peau se fait d'une manière surprenante ; la peau reprend son aspect presque normal. Le lupus éléphantiasique s'affaisse sous l'influence d'une compression élastique ou de celle qu'amène un pansement avec des bandelettes entrecroisées d'emplâtre de Vigo ou d'emplâtre du docteur Vidal.

Le lupus scléreux, le tubercule anatomique même très développés seront le plus souvent traités par les seules cautérisations. Les formes superficielles et légères du lupus papillomateux, le tubercule anatomique peuvent être guéris par des séances répétées et donner des cicatrices parfaites ; le docteur Barthélémy a été un des premiers prônateurs de cette méthode. Il est ordinairement préférable de faire précéder les cautérisations par un raclage profond des parties malades ; de les faire suivre par quelques séances de scarifications qui contribuent à assurer le bon aspect de la cicatrice.

A la seconde période (période des tubercules isolés, VIDAL), quand les tubercules se réveillent et pullulent au sein de la cicatrice, c'est au moyen des scarifications, de la cautérisation ignée, des attouchements avec le crayon de nitrate d'argent qu'on détruira les tubercules qui se montreront et qu'on parviendra à éteindre définitivement le processus tuberculeux et ses réveils.

Les conditions générales, les conditions sociales dans lesquelles le malade se trouve pourront influer sur le choix du traitement. Les malades cachectisés, ceux qui sont atteints de tuberculose viscérale, réclament surtout un traitement général reconstituant ; on y pourra adjoindre un traitement local, mais celui-ci devra être emprunté aux méthodes les plus douces, les moins révolutionnaires.

Les malades hospitalisés pourront être traités par des médications plus énergiques que les malades non hospitalisés et qui ne peuvent être surveillés de près ; pour les premiers, on pourra recourir aux pâtes de chlorure de zinc, arsenicales, qui ne pourront être utilisées chez les seconds ; chez ceux-ci les scarifications, les pointes ignées, les préparations d'acide pyrogallique sont de beaucoup les méthodes les plus usuelles ; la simplicité des suites de l'opération, leur innocuité habituelle permettent de les employer sans crainte chez des malades qui échappent pendant plusieurs jours à la surveillance du médecin.

Le travail de *cicatrisation* doit être surveillé avec grand soin, surtout avec les méthodes de destruction rapide ; avec celles-ci, la qualité de la cicatrice dépend presque entièrement du soin que le médecin a mis à diriger le travail de cicatrisation. Les bourgeons exubérants, les parcelles de tissu lupique qui ont échappé à la destruction, seront touchés avec le crayon de nitrate d'argent. Quand la cicatrisation est terminée, il y a souvent lieu de régulariser la cicatrice au moyen des scarifications ou par l'emploi longtemps prolongé des emplâtres mercuriels. La tendance à la transformation chéloïdienne est un danger à prévoir à la suite des traitements rapides.

Une saison dans une station thermale ou sur les bords de la mer favorisera la guérison du lupus. Les eaux les plus utiles en pareil cas sont les chlorurées, Salies-de-Béarn, Salins du Jura, Salins-Moûtiers, Saint-Nectaire, Bex, Kreuznach, Balaruc ; les arsenicales fortes, la Bourboule ; les sulfureuses, Cauterets, Luchon, Schinznach ; les chlorurées sulfurées, Uriage, Challes.

Une indication générale absolue ne peut être donnée ; chaque malade apporte son individualité quant au traitement du lupus ; tel, qui aura résisté au traitement qui paraissait le plus indiqué, répondra vivement à un autre moins opportun à première vue. Dans chaque cas particulier, l'efficacité, l'indication du traitement, peut varier aux différentes périodes de la maladie ; tel lupus, qui avait paru répondre vivement à un traitement, ne rendra plus rien sous son influence à un moment donné et c'est avec succès qu'on changera la médication ; on verra l'amélioration, qui s'était ralentie ou arrêtée, reprendre à nouveau sous une nouvelle médication. En présence de tels imprévus, de telles variantes, un médecin sage n'adoptera pas une ligne unique de conduite, un seul médicament, un seul mode de traitement ; tous les dermatologistes reconnaissent qu'il est souvent utile, sinon nécessaire, de changer ses armes. Ainsi on pourra chez le même malade tantôt précipiter la destruction du lupus par l'application de la galvano-caustique, tantôt assurer la régularité, la beauté des cicatrices par la scarification ; tantôt nettoyer les surfaces ulcérées par un raclage, tantôt les modifier par l'application d'acide pyrogallique, d'acide lactique, etc. ; ici, les granulations isolées seront détruites par une simple scarification ; là, par l'application d'une pointe de feu, l'attouchement avec le crayon de nitrate d'argent.

En résumé, les indications principales qui guideront le médecin au moment d'opter pour un traitement du lupus tuberculeux, sont l'intérêt plus ou moins grand d'aboutir vite ou d'obtenir la plus belle cicatrice possible.

Sur les parties découvertes, la nécessité d'obtenir une belle cicatrice s'impose ; sur les parties couvertes, il est plus permis de sacrifier la qualité de la cicatrice à la rapidité de la guérison.

L'impossibilité de suivre de près le malade, la pusillanimité de celui-ci, le mauvais état général de la santé, pourront faire rejeter les traitements vers lesquels on était naturellement porté.

La crainte d'une infection consécutive ne doit pas être poussée à l'excès et faire abandonner les méthodes sanglantes, les scarifications en particulier, que rien jusqu'à présent ne peut remplacer au point de vue de la qualité des cicatrices et de la puissance d'action sur certaines formes de lupus.

Malgré le degré de perfection relatif, auquel est parvenu le traitement du lupus, il est des lupus irritables pour lesquels la moindre intervention provoque des réactions locales violentes, ou est suivie de perturbations générales sérieuses de la santé ; pour ceux-ci, les scarifications sont presque toujours l'intervention chirurgicale la mieux supportée. Mais il est quelques malheureux sujets qui ne supportent rien, absolument rien ; et on peut presque toujours voir dans nos hôpitaux quelques malades qui préfèrent ne pas traiter leur lupus que s'exposer aux accidents que l'intervention chirurgicale provoque chez eux, principalement aux complications pulmonaires et intestinales sérieuses, que tout attouchement de leur lupus a le pouvoir de mettre en branle.

II

LUPUS ÉRYTHÉMATEUX

Le traitement médical du lupus érythémateux consistera à éviter dans l'alimentation, dans l'hygiène tout ce qui peut faciliter les congestions céphaliques; à employer les médicaments décongestionnants, ergotine, quinine, hamamelis virginica, digitale; à surveiller avec soin le fonctionnement des appareils digestifs, urinaire, la menstruation chez la femme.

Le traitement externe variera avec l'acuité plus ou moins grande du processus inflammatoire.

Au moment des poussées aiguës, on emploiera les décongestionnants, les émollients.

Le médicament par excellence du lupus érythémateux, dans les périodes de calme, est le savon noir. Après l'avoir purifié, on le mélange avec une quantité d'alcool suffisante pour le rendre d'un maniement facile. On étend sur un linge de flanelle, de forme appropriée à la partie à traiter et un peu plus grand qu'elle, une couche de savon de l'épaisseur d'une lame de couteau. Le pansement est maintenu en place toute la nuit; on l'enlève le matin et on savonne à l'eau chaude les parties malades; dans le jour on panse avec une pommade boriquée, salicylée, résorcinée. On recommence les applications de savon chaque soir jusqu'à ce que la région malade se soit tuméfiée, franchement enflammée. Le résultat peut être plus rapidement obtenu en renouvelant les applications de savon matin et soir. L'inflammation artificielle est combattue par les applications émollientes. On recommence alors le traitement par le savon noir et ainsi on fait passer les tissus malades par une série d'inflammations successives jusqu'à ce qu'ils semblent revenus à l'état normal.

Les applications de savon noir ne conduisent pas toujours jusqu'à la guérison ; souvent, après une période d'amélioration, la maladie reste à l'état stationnaire, l'action bienfaisante paraît épuisée et il est bon de recourir à un autre mode de traitement. Quelques lupus supportent mal les applications de savon noir et leur action semble plus nocive qu'utile.

L'action de l'*acide pyrogallique* est souvent fort accusée ; on peut l'employer sous forme d'éther, de traumaticine, de pommade, de collodion, d'emplâtre. L'*acide salicylique* rend aussi de réels services ; on peut l'employer pur ou associé à l'acide pyrogallique. De ces médicaments, il convient de rapprocher les badigeonnages avec l'acide phénique, l'acide chlorhydrique, l'acide chromique, l'acide pyroligneux, l'acide acétique.

Brocq a recommandé les applications d'une pâte formée d'un mélange de vinaigre et d'œuf cru ou cuit.

La teinture d'iode modifie quelquefois heureusement les surfaces érythémateuses.

Hardy recommande l'emploi du mélange suivant :

> Eau distillée. . . . .   30 gr.
> Iodure de potassium . . . .   8 »
> Iode métallique. . . . . 3 à 4 »

Richter emploie un mélange ainsi formulé :

Glycérine . . . .   18 gr.
Iodure de potassium . . . .)
Iode . . . .) *a. a.*   5 »

On fait deux badigeonnages par jour pendant quatre ou cinq jours et on recouvre d'une feuille de gutta-percha ; il se produit une inflammation vive à la suite de laquelle les surfaces malades tendent à reprendre leur aspect normal.

Les pommades à l'ichthyol (10 à 20 0/0), à la résorcine (lanoline, 10 grammes ; résorcine, 1, Bartarelli) peuvent aussi être employées.

Le traitement chirurgical améliore les surfaces rebelles au traitement par les simples applications irritantes.

Les scarifications linéaires quadrillées sont souvent fort utiles ; elles doivent être faites aussi serrées que possible ; elles dépasseront de plusieurs millimètres les bords de la plaque néoplasique ; leur profondeur s'arrêtera aux limites du mal ; elle sera très peu considérable dans les formes congestives superficielles ; elle peut atteindre plusieurs millimètres dans les formes accompagnées d'infiltration.

Les scarifications pourront être répétées à peu près tous les huit jours.

Ce traitement provoque quelquefois, comme les applications irritantes, une poussée inflammatoire et une exagération des accidents ; il faut, en pareil cas, l'abandonner au moins momentanément.

Entre les séances, le pansement se fait avec la liqueur de Van Swieten, l'emplâtre rouge du docteur Vidal, l'emplâtre de Vigo. Quelques malades ne supportent pas ces applications mercurielles, qui provoquent chez eux le développement de lésions inflammatoires ; il faut alors recourir aux applications émollientes, à la vaseline fraîche, à l'axonge pure, aux pommades légèrement boriquées, salicylées, résorcinées; à la poudre de salol, d'aristol, s'il y a eu production d'ulcérations.

Les applications ignées ne conviennent guère au traitement du lupus érythémateux; tout au plus pourrat-on en tenter l'emploi dans quelques formes fixes, rebelles, appartenant à la variété érythémato-tuberculeuse : Lassar se montre cependant partisan des cautérisations superficielles.

III

GOMMES SCROFULO-TUBERCULEUSES.

ULCÉRATIONS TUBERCULEUSES. — TUBERCULOSE VERRUQUEUSE.

Le traitement des *gommes* variera suivant qu'elles sont à la période d'induration, à la période de ramollissement ou déjà ouvertes. A la période d'induration, on peut quelquefois, en insistant sur le traitement général, en donnant à hautes doses les toniques, l'huile de foie de morue, les préparations iodées, en prescrivant les bains salés, sulfureux, de Pennès, le séjour au bord de la mer, arrêter les progrès du mal. Je n'ai qu'une confiance relative dans les pommades, les emplâtres résolutifs mercuriels, iodurés ou plombiques, dont l'influence sur le moral du malade est peut-être plus grande que n'est accusée l'action résolutive.

A la période de ramollissement, les injections d'éther iodoformé ou de naphtol camphré ont souvent une influence heureuse, empêchent l'extension du mal, arrêtent la destruction des tissus, diminuent les difformités des cicatrices consécutives.

Après l'ouverture spontanée ou artificielle pratiquée de bonne heure, M. Besnier conseille les cautérisations avec le nitrate d'argent suivies de l'application du crayon de zinc métallique; c'est pour notre maître un excellent moyen de traitement, mais il le faut appliquer avec énergie et combattre sans relâche le bourgeonnement dans les points où le crayon peut pénétrer. Le nitrate d'argent serait l'agent le plus spécialement efficace. Il faut se servir de crayons assez solides pour être engagés dans l'abcès. On peut obtenir aussi de très bons résultats avec l'acupuncture ignée thermique ou électrique; mais toutes les fois que le nitrate d'argent est applicable, c'est le mode de cautérisation qui a paru préférable à M. Besnier.

On pourra encore employer les cautérisations avec le chlorure de zinc, le nitrate acide de mercure; les pansements avec l'iodoforme, le salol, l'aristol, le naphtol camphré; qu'il sera bon de faire précéder d'un raclage de la cavité malade.

Les *ulcérations tuberculeuses* de la peau se trouveront bien de pansements avec l'iodoforme, le salol, avec le naphtol camphré, d'attouchements avec l'acide lactique pur ou étendu d'une ou deux parties d'eau. Les pommades à la cocaïne amèneront l'atténuation des douleurs. Il n'existe pas encore de traitement chirurgical vraiment utile de ces ulcérations.

La *tuberculose verruqueuse* réclame un traitement chirurgical actif, la destruction à l'aide du thermocautère, du raclage ou des scarifications. J'enlève le plus ordinairement la plaque morbide dans une séance de raclage; j'assure ensuite la destruction complète et la beauté de la cicatrice au moyen de quelques applications de pointes de feu et de scarifications.

TABLE DES MATIÈRES

CHAPITRE III

Ulcérations tuberculeuses de la peau.

CHAPITRE IV

Gommes scrofulo-tuberculeuses.

CHAPITRE V

Complications des tuberculoses cutanées. Infections secondaires.

CHAPITRE VI

Coup d'œil d'ensemble sur les tuberculoses cutanées.

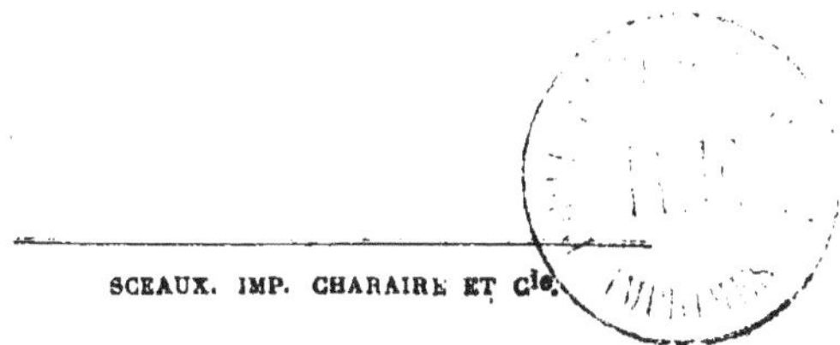

Bulletin

des

Annonces.

F. VIGIER

PHARMACIEN DE 1re CLASSE, LAURÉAT DES HOPITAUX ET DE L'ÉCOLE
DE PHARMACIE DE PARIS

1?, BOULEVARD BONNE-NOUVELLE — PARIS

SACCHAROLÉ DE QUINQUINA VIGIER.— Tonique, reconstituant, fébrifuge, renfermant tous les principes de l'écorce. — *Dose :* 1 à 2 cuillerées à café par jour, dans une cuillerée de potage, eau, vin.

Prix du flacon représentant *20 grammes d'extrait :* **3** fr.

PILULES RHÉO-FERRÉES VIGIER, SPÉCIALES CONTRE LA CONSTIPATION. — Laxatives, n'affaiblissant pas, même par un usage prolongé, dans le cas de *constipation opiniâtre*. — *Dose :* 1 à 2 pilules au dîner.

PASTILLES VIGIER AU BI-BORATE DE SOUDE PUR.— 10 centigrammes par pastille, contre les *affections* de la *bouche*, de la *gorge* et du *larynx*. — *Dose :* 5 à 10 pastilles par jour

FARINE ALIMENTAIRE VIGIER au cacao. — Nutrition des enfants en bas âge, allaitement insuffisant, sevrage. — Les enfants sont *très friands* de cette préparation qui renferme tout le *beurre du cacao* et *ne constipe pas*.

CURAÇAOS MÉDICAMENTEUX (marque Wennings), Kola-Coca-Curaçao, — Ferrugineux-Curaçao, — Purgatif-Curaçao, etc.

CAPSULES D'ICHTHYOL VIGIER à 25 centigrammes. — *Dose :* 4 à 8 par jour, dans les maladies de la peau. — OVULES D'ICHTHYOL VIGIER, employées en gynécologie.

EMPLATRES CAOUTCHOUTÉS VIGIER, TRÈS ADHÉSIFS, NON IRRITANTS. — ÉPITHÈMES ANTISEPTIQUES VIGIER.— Remplacent les *Emplâtres Mousselines-Emplâtres de Unna, Sparadraps, Onguents, Pommades*. — Les principaux sont : Vigo, rouge de Vidal, oxyde de zinc, borique, ichthyol, salicylé, huile de foie de morue créosotée ou phéniquée, etc.

Nous recommandons tout spécialement à Messieurs les Chirurgiens notre Sparadrap caoutchouté simple, très adhésif, non irritant, aseptique, inaltérable.

SAVONS ANTISEPTIQUES VIGIER, hygiéniques, médicamenteux. — Préparés avec des pâtes neutres, ils complètent le traitement des maladies de la peau.

TRAITEMENT DE LA TUBERCULOSE par le CARBONATE DE GAIACOL VIGIER, en capsules de 10 centigrammes. — *Dose :* 2 à 6 capsules par jour.

MANGANO FER VIGIER contre l'anémie, la chlorose, etc. — Le *mangano-fer Vigier* est un *saccharate de manganèse et de fer en dissolution*, d'un goût agréable, *extrêmement assimilable, fortifiant par excellence*, ne *constipe pas*, ne *noircit pas* les *dents*. — *Dose :* 1 cuillerée à soupe au moment des repas.